INTIMITÉ, SEXUALITÉ, FÉCONDITÉ

Isabelle et René Ecochard

INTIMITÉ, SEXUALITÉ, FÉCONDITÉ

S'aimer selon le dessein de Dieu

Préface de Mgr Livio Melina
Postface de Dany Sauvage

PIERRE TÉQUI *éditeur*
8 rue de Mézières 75006 Paris
www.editionstequi.com

ISBN : 978-2-7403-1876-8

Nos remerciements vont particulièrement :

aux Cigognes, groupe de réflexion sur l'anthropologie des méthodes naturelles de régulation des naissances : certains des textes rédigés par les Cigognes ont été repris dans ce livre ;

à l'Institut Jean-Paul II et, en particulier, à son président, monseigneur Melina, qui nous a incités à regrouper ces témoignages et à les mettre à la disposition du public ;

à Yvan et Estelle pour leur travail de mise en pages ;

aux couples qui nous ont fait l'honneur de leurs témoignages ;

aux éditions Téqui pour leurs conseils précieux.

Sommaire

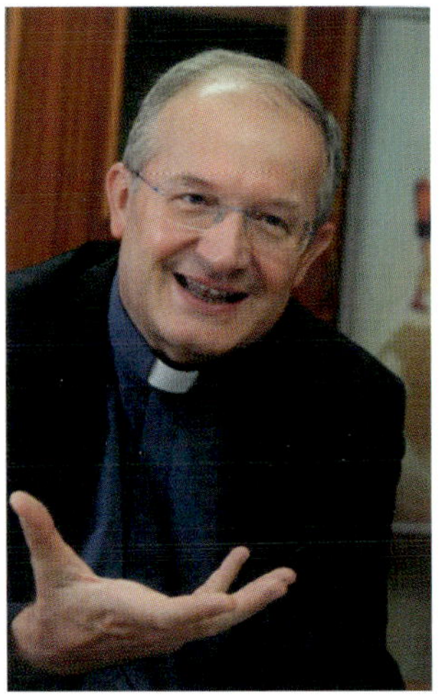

L'Évangile est annoncé aux pauvres

Préface de Mgr Livio Melina,
président de l'Institut pontifical Jean-Paul II
pour les études sur le mariage et la famille

« L'Évangile est annoncé aux pauvres » (Lc 4,18). Au cours de son enseignement inaugural à la synagogue de Nazareth, Jésus indique cette annonce comme un des signes de la présence du Règne de Dieu.

En de nombreuses occasions et, en particulier, dans l'exhortation apostolique *Evangelii gaudium*, le pape François invite l'ensemble de l'Église à annoncer la Bonne Nouvelle à tout le monde, mais surtout aux plus pauvres. Leur accueil joyeux du message est encore aujourd'hui le signe de l'authentique évangélisation.

Ce livre nous offre une série de témoignages saisissants provenant de différentes parties du monde, notamment de celles que l'on peut appeler les périphéries de pauvreté, qui représentent réellement des ressources d'une humanité précieuses pour le monde. En effet, le message de l'encyclique *Humanae vitae*, que Paul VI a offert à l'Église au moment fatidique de 1968, a été contesté, voire refusé, par les différents milieux de la chrétienté occidentale dans les pays du bien-être. Le message a été accueilli avec simplicité et enthousiasme par les plus pauvres.

Le cœur de l'enseignement d'*Humanae vitae*, comme on l'a montré de façon autorisée, doit être recherché au paragraphe 12, où est affirmé « le lien indissoluble (*indissolubilis nexus*) que Dieu a voulu et que l'homme ne peut rompre de son initiative, entre les deux significations de l'acte conjugal : union et procréation[1] ». Comme il ressort de cette formulation, mais aussi du contexte du paragraphe, le fondement doctrinal de la norme éthique est saisi au niveau de la valeur personnaliste de l'acte conjugal et non du respect de la simple physiologie. En effet, il concerne ce sens de « mutuel et véritable amour » et son « ordination à la très haute vocation de l'homme à la paternité ». Ce sens a été inscrit dans l'être même de l'homme et de la femme par le Créateur. Ce principe a un caractère si « profondément raisonnable et humain » que le pape Paul VI est confiant dans le fait que les hommes de notre temps sont particulièrement en mesure de le comprendre.

L'encyclique montinienne se veut donc une revendication de la dignité personnaliste de la sexualité conjugale et de la procréation humaine, qui ne peuvent garder leur entière signification d'amour qu'en respectant la connexion intime entre l'union des corps dans la chair et l'ouverture à la transmission de la vie. En effet, quand elle est intentionnellement séparée de la procréation, la sexualité humaine perd aussi sa signification de don intégral de soi et d'accueil total de l'autre personne. La contraception inocule dans l'acte corporel de la donation réciproque entre homme et femme le venin d'un mensonge, qui le falsifie intimement, en en faisant un don de soi sans don total de soi, un accueil sans accueil véritable. On peut dire avec vérité qu'un acte contraceptif n'est plus un acte conjugal : dans sa structure intentionnelle objective, il ne diffère pas de formes d'activité sexuelle destinées à atteindre seulement une satisfaction hédoniste individuelle et incapable de construire une vraie communion personnelle.

D'autre part, une procréation qui ne dérive pas d'un acte sexuel conjugal prend l'aspect d'une activité technico-productive, régulée par la logique de l'efficacité des moyens par rapport aux résultats voulus. La dignité personnelle de l'enfant n'est donc plus respectée. Ce dernier n'est plus accueilli comme un don venant d'un don, mais il est plutôt programmé et produit comme un objet. Sur lui, on peut toujours exercer le pouvoir d'une vérification de sa correspondance par rapport au projet initial. On peut donc affirmer que la doctrine d'*Humanae vitae* est une défense de la sexualité comme expression vraie de l'amour sponsal et personnel, ainsi que la défense de la dimension personnaliste de la procréation humaine.

Ici réside la différence éthique et anthropologique du recours à l'abstinence périodique pour réguler la natalité à l'aide des méthodes naturelles. L'objet du jugement moral n'est pas les « méthodes naturelles », mais ces choix d'abstinence (et ces actes d'exercice) de la sexualité, effectués quand il existe de sérieux motifs évalués avec un discernement responsable par les époux pour éviter une nouvelle grossesse. L'abstinence des rapports sexuels pendant la période féconde de la femme est une conduite qui ne nie pas la dynamique unitive de la relation conjugale : elle aussi exprime la sponsalité, mais dans la forme permise par la responsabilité procréative. C'est un acte d'actuation personnelle et corporelle de l'amour, bien que ne passant pas par l'union physique (conjugale). D'autres possibilités d'expression de l'union peuvent et doivent être trouvées par les époux. D'autre part, l'exercice de la sexualité pendant les périodes infertiles de la femme ne nie pas la signification procréative des actes sexuels conjugaux. Ils sont respectés dans leur dignité et dans leur ouverture intentionnelle, même s'ils ne possèdent pas une fonction biologique procréatrice. L'abstinence comme l'exercice de la sexualité relèvent donc d'actes pleinement conformes à la vertu de chasteté conjugale et expriment l'amour sponsal.

Il est intéressant de noter que l'enseignement d'*Humanae vitae* se place précisément à l'aube de ce vaste et complexe phénomène culturel qui se développe sous le nom de « révolution sexuelle » et qui a conduit au climat actuel d'érotisme diffus. La révolution sexuelle[2] est la tentative programmatique de séparer l'exercice de la sexualité de l'institution du mariage et de la perspective de la paternité et de la maternité. La diffusion massive de la contraception rend possible la revendication d'une sexualité libre de liens institutionnels ou même seulement stables. Séparé des liens naturels et traditionnels, à l'intérieur desquels il trouvait son contexte de signification, l'exercice de la sexualité finit par avoir comme unique point de repère et critère de vérification la « libido », l'assouvissement du désir de chacun.

Ainsi, comme ultime résultat de cette dérive, la sexualité est aussi séparée de la différence sexuelle entre l'homme et la femme. Quand le « genre » est entendu comme une construction culturelle et donc aussi comme l'objet d'un choix individuel, le sexe naturel ne doit pas être un lien et une référence. La sexualité « ductile », libre de tout lien avec la procréation, devient individualiste : dans la société démocratique se vérifie un élan vers une époque de transformation de l'intimité[3].

Loin de produire une authentique libération, la révolution sexuelle semble avoir provoqué plutôt une obsession sexuelle de masse. Il s'agit d'une proposition culturelle qui réduit la sexualité à la génitalité et qui la considère donc comme un simple objet de consommation, dont la jouissance de la part de l'individu est en soi normale et bonne. C'est donc une tentative de sécularisation radicale de la sexualité qui, dépouillée de tout contenu de mystère et de transcendance, perd son aspiration la plus intime – construire une communion de personnes – et devient simplement une occasion de plaisir[4]. Mais la recherche du plaisir comme fin en soi prive la sexualité de la promesse la plus secrète qui l'anime et qui la rend si fascinante.

Le caractère prophétique d'*Humanae vitae* consiste précisément à avoir saisi le point crucial d'un phénomène de transformation des mœurs sociales de portée historique. Allant à contre-courant de la mentalité dominante, l'encyclique de Paul VI a affirmé le principe d'une sexualité qui est vraiment l'expression de l'amour, comme don personnel, intégral, ouvert à la vie et capable de construire une communion authentique. Comme je chercherai à le montrer maintenant, le Magistère successif de l'Église, avec Jean-Paul II et Benoît XVI, a développé les potentialités de cette prophétie, en les appuyant sur une théologie de l'amour toujours plus riche et articulée.

Ce livre, pour lequel les époux Isabelle et René Ecochard, médecins et apôtres des méthodes de régulation naturelle de la fertilité, ont recueilli de merveilleux témoignages de couples du monde, montre que l'enseignement de l'Église qui va à contre-courant ou qui s'oppose à la mentalité hédoniste est réellement une bonne nouvelle.

Il existe un Évangile de l'amour et de la vie, qui, lorsqu'il rejoint l'intimité conjugale, se révèle source de joie et d'élévation de la vie conjugale.

Le don précieux de ce florilège de témoignages de vie réside en ceci : accepter de relire avec les yeux remplis de stupeur le fruit de la fidélité au Magistère. En cela, nous pouvons comprendre ces mots de Paul VI : « Seul ce qui est vrai peut finalement être pastoral. »

1 Paul VI, Encyclique *Humanae vitae*, 12. Parmi les nombreux commentaires théologiques qui l'affirment, particulièrement autorisé, en tant que provenant du conseiller théologique personnel de Paul VI, qui eut un rôle important dans la préparation du document, est celui de C. Colombo, *L'insegnamento fondamentale di* Humanae vitae, Milan, 1989, 411-412.

2 Le point de repère théologique est l'œuvre de W. Reich, *La rivoluzione sessuale*, Feltrinelli, Milan, 1963 (orig. allemande : 1936); pour une description du phénomène, cf. F. Giardini, *La rivoluzione sessuale*, Edizioni Paoline, Rome, 1974.

3 Cf. A. Giddens, *La trasformazione dell'intimità. Sessualità, amore ed erotismo nelle società moderne*, Il Mulino, Bologna, 2005 (orig. anglaise : 1992).

4 Cf. J. Noriega, *Il destino dell'eros. Prospettive di morale sessuale*, EDB, Bologne, 2006.

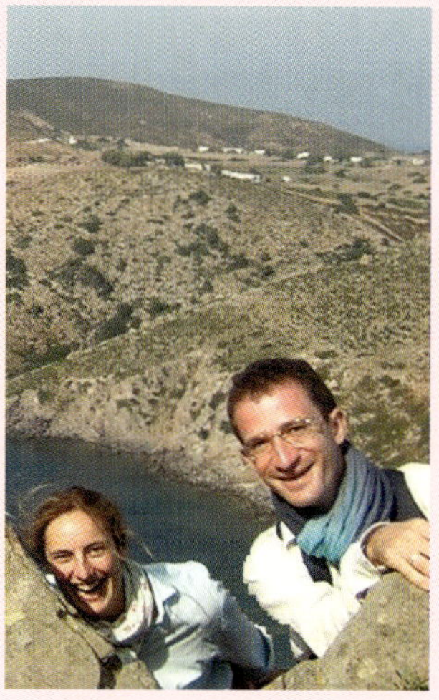

La fertilité au cœur de l'intimité

Revisiter notre intimité conjugale ! Relire notre vie pour trouver des chemins qui conduisent vers une sexualité plus belle ! Nous redonner une chance de faire de notre union intime une fête de notre couple ! C'est cela que propose ce livre.

Les amoureux se disent : « Je t'aime, je veux tout partager avec toi et pour toujours. Chez nous, il fera bon vivre. Nous aurons des enfants et notre "chez nous" sera un lieu de paix et d'accueil pour tous ceux qui y entreront. » Quel beau projet ! Chacun d'entre nous peut s'y reconnaître. Cet homme et cette femme peuvent alors faire « alliance », vivre ensemble pour toujours. Ainsi, ils « planteront un arbre généalogique », qui unira leurs deux familles et sera le lieu de naissance et de croissance de leur descendance.

Alors l'homme et la femme construisent un espace d'amour et de vie, où se développera leur intimité : le quotidien, les repas, les voyages, les aventures familiales, les anniversaires, les joies, tous ces petits riens qui peuplent la vie à deux, mais aussi les peines, les déceptions. ***Ce sera le lieu de vie et de croissance de chacun, avec sa féminité ou sa masculinité, sa force et sa faiblesse :*** ce sera un lieu où jeunes et vieux cohabiteront, où la vulnérabilité sera accueillie et sera occasion d'entraide et d'attention mutuelle, un lieu où les peines et les joies seront entremêlées, faisant de la vie une aventure partagée.

Les parents vivent une intimité plus grande en raison de leurs unions intimes. Leur chambre à coucher est un lieu particulier ; les enfants n'y pénètrent qu'avec délicatesse et discrétion, car c'est le « sanctuaire » familial : la chambre des parents. L'intimité des époux s'y fait plus grande : leurs unions intimes sont la célébration de leur amour et de leur fécondité !

L'union intime conjugale peut être tout à la fois occasion de bonheur et de plaisir, et un lieu de tiraillements, de blessures et de souffrances. Elle est moment de bonheur et de plaisir lorsqu'elle est faite de délicatesse, d'attention à l'autre, temps de partage où les époux « fêtent » leur amour et éventuellement leur capacité à transmettre la vie. Elle peut devenir un lieu de souffrance, de drame et de rupture lorsque l'autre est pris, accaparé, critiqué, dominé, ou lorsque l'union intime n'est plus un moment de communion intense, mais un acte de soulagement des tensions sexuelles.

Les membres du couple auront bien vite aux lèvres la question suivante : « Comment ferons-nous pour la régulation des naissances ? Nous ne pouvons pas accueillir tous les enfants que nos unions intimes nous donneraient ? »

La possibilité qu'un enfant naisse des unions intimes du couple apparaît alors comme une menace qui entrave le dialogue amoureux. De même que l'oiseau pourrait croire qu'il volerait mieux dans le vide, le couple peut se sentir freiné dans son élan amoureux parce que l'union intime a la capacité, parfois, de transmettre la vie. Dieu se serait-il trompé en nous créant ainsi ? Grande est la tentation de penser qu'on s'aimera mieux en supprimant la fertilité. C'est pour cette raison que nos contemporains font majoritairement le choix de la contraception !

Mais, comme nous le verrons, dans le monde entier, d'autres couples font le choix de garder à l'union intime sa possibilité de transmettre la vie : ils choisissent d'adapter leur sexualité au rythme de leur fécondité, ils choisissent d'utiliser les méthodes naturelles. Comme l'oiseau vole grâce à l'air qui pourtant le freine, ils progressent dans leur dialogue conjugal grâce à l'alternance des « saisons » de leur intimité conjugale : saison d'union intime sexuelle et saison où leur amour s'exprime autrement que par l'union charnelle. Ils expriment ainsi leur confiance dans la vie telle qu'elle leur a été donnée, où dialogue d'amour et transmission de la vie sont intimement liés. Ils font confiance au Créateur. Non ! Il ne s'est pas trompé en nous créant ainsi.

Pourquoi amour et transmission de la vie sont-ils unis dans l'union intime conjugale ? Dieu a voulu que l'union intime soit une communion d'amour qui peut transmettre la vie. De cette façon, Il donne la chance de naître d'un geste d'amour. Mais plus encore, Il donne de cheminer à sa ressemblance, car Il est Amour et Créateur, et Il a voulu que de l'amour naisse la vie. La famille est appelée à être un foyer d'amour où la vie se donne. ***La capacité des époux à concevoir se trouve ainsi être une tâche « divine » associée au dessein d'Amour du Créateur.*** Les époux ont une grande responsabilité face à l'enfantement. Ils sont donc confrontés au choix d'une méthode de régulation des naissances.

La planification familiale naturelle (P.F.N.) est peu connue et bien souvent critiquée, par ignorance. On pourrait penser que c'est une option parmi d'autres, une autre méthode, à côté de la pilule ou du stérilet. Mais la considérer ainsi serait ignorer le grand et beau projet de Dieu pour le couple lorsqu'Il créa l'union intime conjugale.

Ce livre met en lumière des tranches de vie de couples du monde entier qui utilisent la planification familiale naturelle avec bonheur. Ils sont encore peu nombreux, extrêmement discrets, mais déterminés. Ils ont accepté de témoigner combien la planification familiale naturelle a transformé leur vie conjugale et spirituelle. ***Sur tous les continents, avec toutes les conditions de vie, ces couples cherchent à inscrire leur amour humain dans le plan divin.*** Ils racontent comment leur choix a des répercussions bien au-delà de la simple planification des naissances : il rejaillit sur leur couple, sur leur amour ; mais, plus encore, il leur donne de vivre l'aventure que Dieu propose au couple : participer à sa Vie divine. Ces témoignages nous montrent que ce mode de vie leur trace un chemin de sainteté. Ces témoignages et tranches de vie de tous les continents nous dévoilent comment la vision chrétienne de la sexualité est une bonne nouvelle pour l'amour et la vie : l'annoncer, c'est évangéliser l'intimité conjugale.

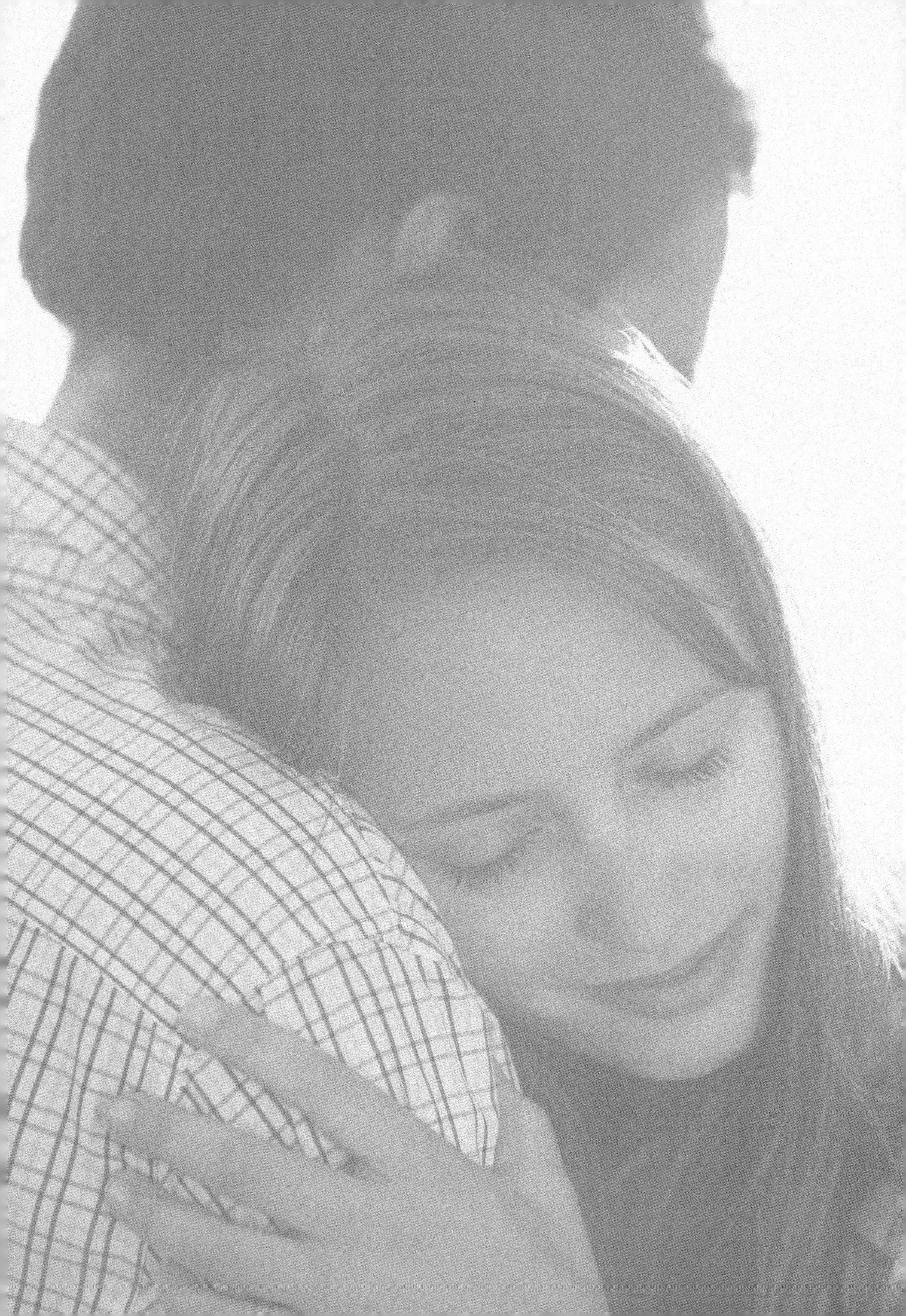

L'INTIMITÉ

Partager notre jardin secret

Chacun de nous a un jardin secret, un espace intime. Partager notre intimité nous permet d'entrer en dialogue, en communion. Partager notre intimité, c'est lancer un pont entre deux cœurs. Nous avons un profond désir de sortir de notre isolement. Comme l'écrit Jean Vanier, « le cri le plus profond de l'être humain est le cri pour la communion. Cri du cœur pour rencontrer un autre cœur. Pour sortir de son isolement, dans une relation de confiance, d'amitié ».

Nous avons soif de partager notre intimité, mais nous avons aussi tendance à nous isoler, à éviter une relation qui nous engage. Partager notre intimité, c'est accepter d'être *« vrai »*, oser la rencontre avec l'autre. En effet, l'intimité suppose des échanges, de la transparence, de la réciprocité. Partager notre intimité laisse apparaître notre fragilité. Nous choisissons les personnes avec lesquelles nous la partageons. Ce sont nos amis. Avec eux, nous vivons des moments qui la façonnent : des repas, des promenades, des discussions, des services rendus, etc. La délicatesse, la retenue, le respect sont nécessaires dans le partage de notre jardin secret.

> Certains moments peuvent construire l'amitié, mais d'autres peuvent la blesser, la détruire.

Cette intimité vécue ensemble fait de nous des amis, des frères : notre solitude est rompue, la joie et l'entraide viennent habiter notre vie.

L'union intime des époux, célébration de l'amour et de la fécondité

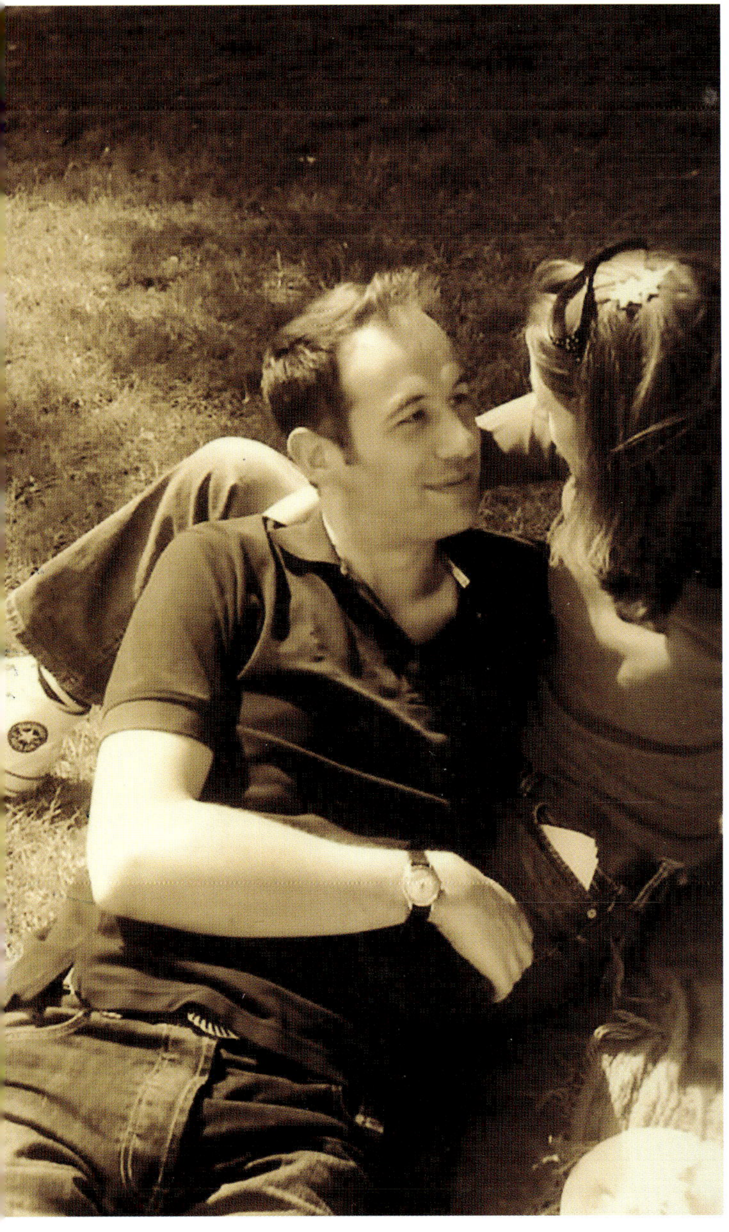

Les membres d'un couple vivent aussi une amitié. Elle est particulière, parce qu'elle est de chaque instant et en raison des gestes posés qui engagent le corps et toute la personne. La relation sexuelle, union intime, est le geste spécifique qui caractérise l'intimité conjugale.

L'union intime est un geste à part parmi l'ensemble des gestes d'amour des époux. À part, en raison de son intensité, de l'unité qu'elle signifie ; à part, en raison de l'enfant dont elle permet la conception. L'union intime est une « fête » : c'est la célébration de l'amour et de la fécondité. Vécue dans l'amour, l'union intime est le geste où le don total et l'accueil de l'autre s'expriment pleinement.

Elle est source de plaisir et de joie, de dynamisme, elle est lieu d'amitié profonde, de relation intense et d'attention réciproque.

L'union des conjoints exprime de manière visible une réalité invisible : la communion d'amour qui transmet la vie.

Les époux ressentent un émerveillement devant la beauté de leur communion, une joie, et parfois un grand plaisir. La joie et le plaisir ressentis par les époux lors de l'union intime sont une confirmation de la bonté de ce qu'ils vivent. Joie et plaisir sont un effet de la communion, sans en être le but. Joie et plaisir les invitent à de nouvelles retrouvailles dans l'avenir.

Une allégorie peut aider à saisir des nuances : l'union intime des époux et le repas entre amis. De même qu'un repas entre amis est expression et partage de leur amitié, l'union intime conjugale est expression et partage de l'amour des époux. De même que les fruits du repas partagé entre amis sont la joie et l'approfondissement de leur amitié, les fruits de l'union intime des conjoints sont la joie, le développement de leur amour et peut-être la naissance d'un enfant. De même que la qualité du repas lui-même peut réjouir les convives sans être l'essentiel de leur rencontre, la qualité de l'union intime peut donner un plaisir sans que celui-ci soit l'essentiel de l'union intime.

La famille prend naissance dans l'union intime des époux

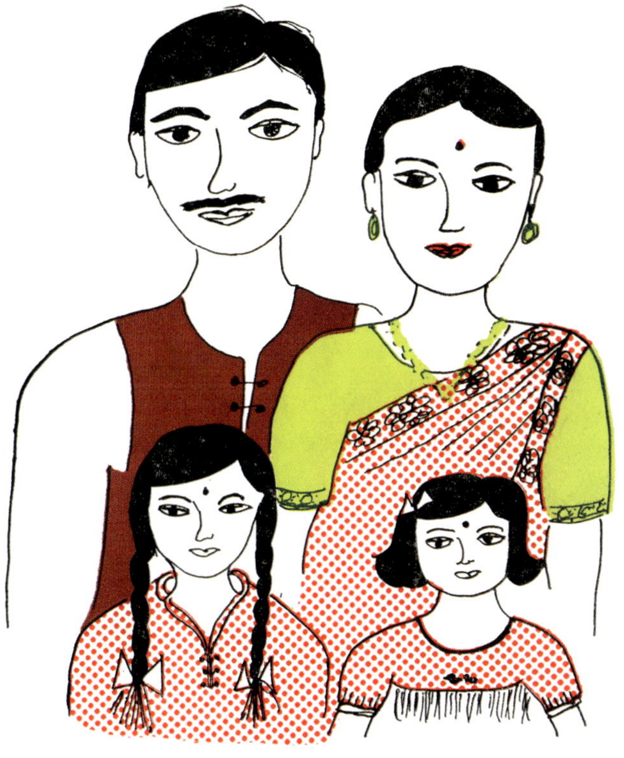

L'union intime de l'homme et de la femme a la capacité extraordinaire de transmettre la vie. Leur descendance naîtra de leur amour.

Ainsi, bien que blottie secrètement au creux du couple, l'union intime des conjoints rejaillit sur la famille dont elle est la source et le socle.

Les décisions qui se prennent dans l'intimité du couple ont des répercussions sur la famille et la société par la conception des enfants. À la fois cachée et discrète, fragile ou solide, l'union intime des époux est le lien qui inscrit les époux dans leur arbre généalogique, et donc dans l'histoire.

L'intimité conjugale se fonde sur la parole donnée le jour du mariage : « Je me donne à toi, je te reçois… » Alors, l'union intime devient le témoin d'un don réciproque. Elle est à la fois signe et ciment de cet engagement. Les enfants qui en naîtront seront protégés par cette parole et ce don total et réciproque qui les ont précédés. Si la parole n'est donnée qu'avec un « peut-être », sans un engagement « pour toujours », l'homme et la femme posent les mêmes gestes, mais ces gestes gardent une réserve car ils expriment également qu'à tout moment ils peuvent revenir en arrière. Les enfants qui en naîtront auront à jouer le rôle du « toujours » qui manque à leurs parents.

Prenant place ensemble au pied de l'arbre généalogique planté le jour de leur mariage, l'homme et la femme ont quitté leur solitude pour se donner à l'autre, devenir « une seule chair ». De cette unité naîtront leurs enfants. Dieu Trinité vit une intimité d'Amour qui donne la Vie. Il propose au couple de la vivre également, à son image.

L'union intime des époux, lieu de souffrance

De même que les pétales de fleurs ou les ailes de papillons sont beaux, mais fragiles, l'intimité charnelle est belle, mais tellement fragile ! L'union intime, l'union sexuelle, peut être le lieu de non-dits, de souffrances, de déceptions, de frustrations, d'égoïsme. Les époux vivent parfois l'union sans qu'elle soit expression de leur don mutuel et sans dialogue d'amour : elle est alors limitée à un instant sans échange réel, simple soulagement de leur attirance. À tous les âges de la vie, les époux auront à veiller à ce que leurs unions intimes deviennent expression de leur communion, plutôt que simple recherche d'un soulagement ou d'un moment de plaisir non partagé.

Il y a en nous un désir de cheminer vers une belle et vraie relation d'amour au cœur de notre sexualité. Mais il y a aussi en nous des blessures qui mettent des limites à cet élan vers cette vraie relation.

> L'intimité est souvent blessée par un amour qui cherche plus à posséder, à dominer, qu'à aimer.

Ces attitudes de possession et de domination malmènent l'union conjugale et menacent la communion des personnes. Critiques mutuelles, manque de temps ensemble, absence de gestes et de paroles d'affection altèrent l'élan de l'homme vers sa femme, et réciproquement. La discorde apparaît. Elle fait peu à peu son nid dans le non-ajustement des gestes et des mots, destinés pourtant à exprimer un amour vrai, comme une flèche qui manquerait sa cible. En effet, le couple a tout à la fois un profond désir de communion et la capacité de poser des actes et des mots qui vont la blesser.

L'union intime des époux, chemin d'amitié conjugale

Vivre l'union intime demande efforts, ajustements et remises en question. Tous ces efforts amèneront à une plus grande joie et un plus grand amour. Un apprentissage est nécessaire pour dialoguer en couple au sujet de l'intimité. Cela est encore plus vrai lorsqu'il s'agit de l'intimité charnelle.

> Un secret d'une union intime heureuse se trouve dans le développement d'une amitié profonde entre l'homme et la femme.

Deux amis « s'intéressent » l'un à l'autre, ils peuvent se dirent mutuellement : « Il est bon que tu existes ! Le seul fait que tu existes me donne de la joie, ta présence m'est douce, j'aime savoir ce qui t'intéresse, ce que tu penses, tes joies sont ma joie, tes peines me font de la peine. » Chaque fois que les époux sentent leur union intime s'appauvrir, ils auront à cœur de se poser la question : « Développons-nous suffisamment notre amitié : es-tu mon (ma) meilleur(e) ami(e) ? » L'union intime dépend de la qualité de l'amitié du couple.

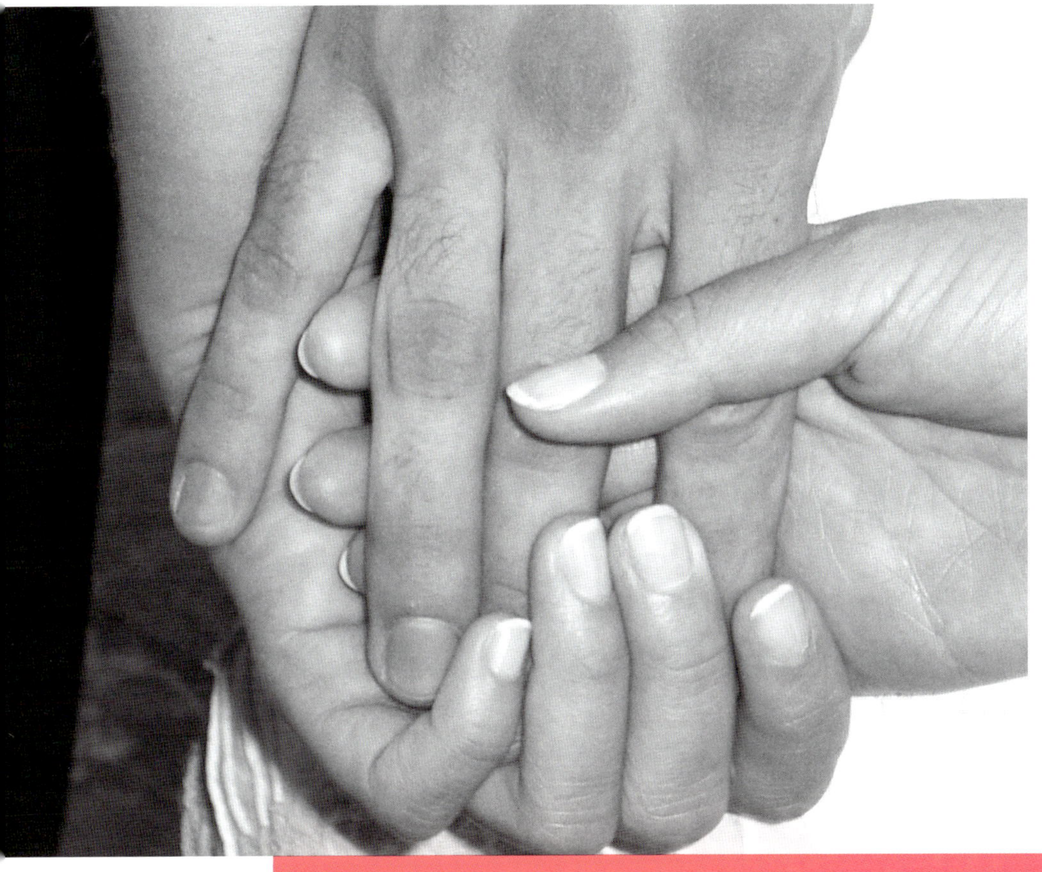

LES DÉBUTS DE LA VIE SEXUELLE NE SONT PAS TOUJOURS FACILES. SA RÉUSSITE DÉPEND DE L'AMITIÉ QUI S'EST INSTALLÉE ET QUI L'A PRÉCÉDÉE.

Les premières relations sexuelles et la qualité de l'ajustement réciproque qui s'y vit marquent de façon prégnante la vie sexuelle et conjugale future du couple. Chez l'homme, la force de la pulsion sexuelle, la rapidité avec laquelle il peut parvenir au plaisir constituent parfois une difficulté. Chez la femme, le besoin de confiance, d'écoute, de respect, le rythme plus lent de la montée du désir et de la capacité à s'ouvrir jusque dans l'union des corps peuvent freiner la communion conjugale. Un dialogue concret, sans demi-mensonge, est nécessaire pour parvenir à ce que doit signifier une union intime : un amour vrai et réciproque. La pulsion sexuelle de l'homme et de la femme devient alors richesse et invite à la rencontre des corps ; dans notre cheminement conjugal, il est nécessaire d'apprivoiser cette part du désir dans l'amour. Chacun des conjoints veille à ce que la relation sexuelle soit un temps d'écoute, de tendresse et de respect : une célébration de leur amour et non la réponse à une pulsion personnelle.

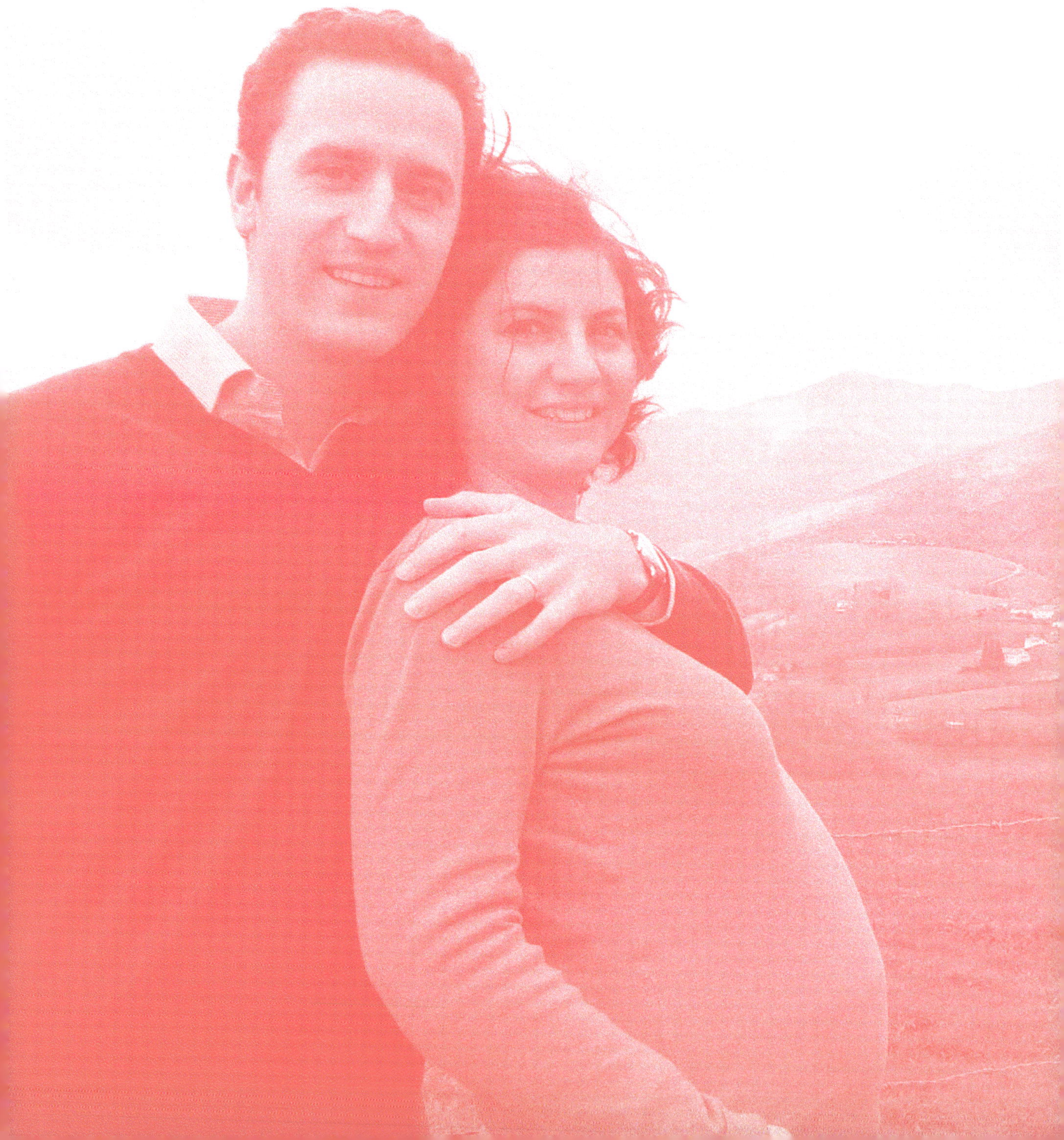

LES SAISONS DU CORPS

De la naissance à l'âge adulte

DU GÈNE À LA VIE QUOTIDIENNE

Petit garçon, grand garçon, adolescent, adulte ou vieillard, tout homme est orienté, dans son corps et dans son esprit, par sa masculinité biologique. Les gènes, qui font de lui un homme, sont présents dans tous les noyaux des cellules du corps, influençant l'activité de tous les organes.

Nous pouvons dire que, du cerveau à la pointe du pied, l'homme est masculin, de sa conception à la fin de sa vie.

Il en est de même pour la femme.

De sa conception à la fin de sa vie, elle est orientée, dans son corps et dans son esprit, par la féminité qu'elle reçoit des gènes contenus dans tous les noyaux des cellules de son corps. Les dons complémentaires de chacun trouvent leur source dans cette imprégnation du corps et du cerveau.

Force et fragilité, attrait pour la vie de la maison ou pour la vie publique, attrait pour le fond des choses ou la beauté de leur forme, attention portée aux anniversaires ou aux cadeaux, etc. Toutes ces richesses complémentaires, de la masculinité et de la féminité, ont leur origine dans les gènes.

Masculinité et féminité sont faites l'une pour l'autre et trouvent leurs racines les plus profondes dans nos gènes.

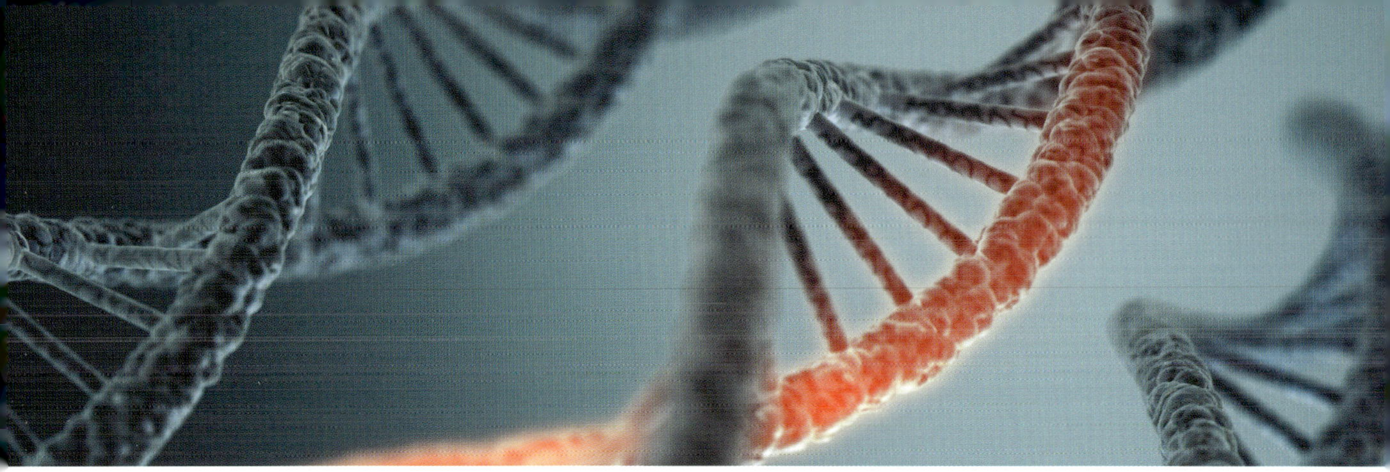

MASCULINITÉ, FÉMINITÉ, FERTILITÉ, DES RÉALITÉS À PROTÉGER ET À DÉVELOPPER

Le chemin qui conduit des gènes à la masculinité ou à la féminité est d'une grande délicatesse.

Il passe par nos hormones. Ces hormones sont les messagers de nos gènes. Elles agissent pour que notre corps, notre esprit et notre cœur soient à l'unisson, pour que nous devenions pleinement homme ou femme. Elles nous aident à devenir ce que nous sommes, mais ne sont pas suffisantes. Il est nécessaire que la société, l'entourage et la famille facilitent cet accomplissement de la personne.

Nos gènes sont une source et nos hormones et notre entourage, une aide. La masculinité et la féminité ont besoin d'être accueillies, acceptées. En cela, elles sont une tâche à accomplir.

Un footballeur a des capacités, des « gènes » favorables à l'exercice de ce sport, mais pourra devenir un grand sportif seulement par entraînement. Toute sa volonté sera sollicitée pour y arriver. Ainsi, les capacités masculines ou féminines, qui nous viennent de nos gènes, sont à développer pour trouver leur plein essor. C'est la tâche à accomplir.

Le chemin qui conduit des gènes à la masculinité ou à la féminité est fragile. Il est à préserver contre toute attaque. Au cours de sa première année, le petit bébé garçon a une importante activité *testostéronique*, qui participe au développement de ses testicules. Cette activité des hormones est importante pour sa fertilité et sa masculinité futures. Si sa maman l'allaite et prend des hormones en même temps, des atteintes à cet équilibre hormonal sont à craindre. De même, chez la jeune fille, l'adolescence est une période charnière au cours de laquelle il est important d'éviter les perturbations par la prise d'hormones, qui peuvent aussi porter atteinte à son équilibre hormonal.

FERTILITÉ MASCULINE

Le jeune garçon devient capable biologiquement de transmettre la vie à partir de la puberté : dès cet âge, son corps est apte à la relation sexuelle.

La fertilité masculine varie peu : la production de spermatozoïdes est constante et généreuse, baissant parfois temporairement, en particulier après un épisode de forte grippe ou de maladie. Elle se maintient toute la vie, sauf en cas de pathologie l'atteignant. Une légère décroissance de la fertilité est observée au-delà de 50 ans, sans qu'il y ait d'âge au-delà duquel la fertilité cesse complètement.

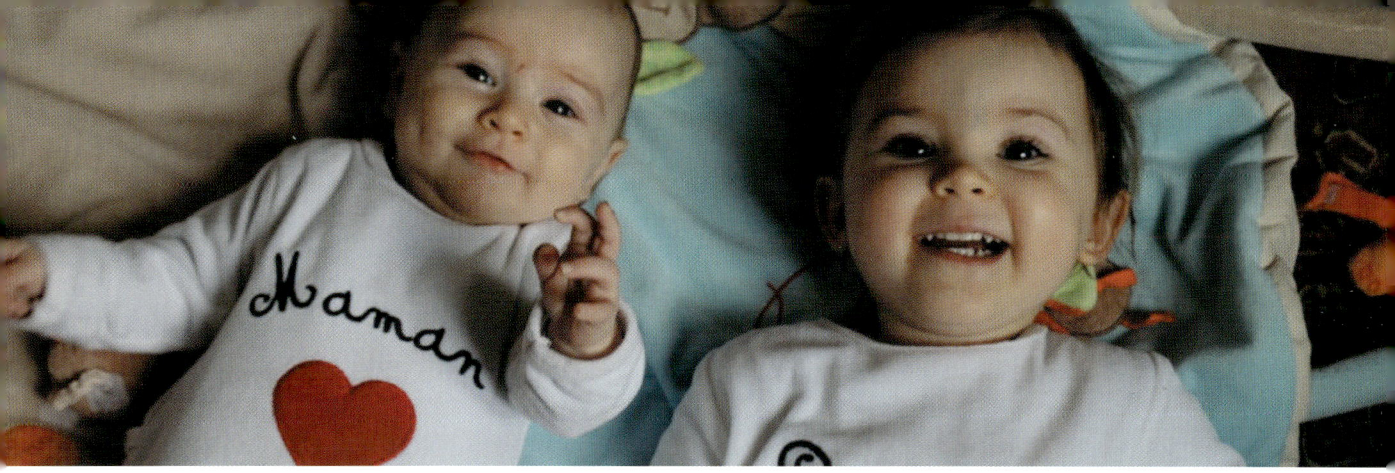

La fertilité masculine, présente dès la puberté, ne rend cependant pas l'adolescent capable d'être époux et père.

Son corps et son esprit ne sont pas prêts avant l'âge adulte. L'enfance et l'adolescence sont des temps de préparation du corps, de l'esprit, du cœur, et de toutes les qualités nécessaires pour devenir apte à prendre soin du conjoint, des enfants, de la famille.

Les hormones orientent l'homme dans ses actions, qui restent cependant le fruit de sa volonté.

La présence de testostérone dans le sang varie selon les âges de la vie et selon ce qu'il vit. À titre d'exemple, le niveau de testostérone est plus bas chez les pères qui s'occupent de leurs enfants : tout se passe comme si l'homme était alors moins incité par ses hormones à s'unir à son épouse pour concevoir un autre enfant.

FERTILITÉ FÉMININE

Tout est mis en place pour que la petite fille, puis la jeune fille, puisse être mère lorsqu'elle sera adulte. Cette capacité est mise au repos jusqu'à la puberté.

Son corps se prépare en silence pendant toute l'enfance.

Chaque jour, des follicules de sa réserve ovarienne, petites glandes qui contiennent chaque ovule, se développent puis disparaissent. Le repos n'est qu'apparent : les ovaires se préparent.

Entre dix et quinze ans, les choses changent : tout indique que la puberté approche.

Le cerveau a envoyé les ordres nécessaires aux surrénales, puis aux ovaires, pour donner les impulsions utiles au développement du corps et du cœur. La fillette devient jeune fille. Elle note tout d'abord, certaines semaines, la présence de discrètes marques blanches sur son sous-vêtement. C'est la glaire cervicale, le liquide qui, plus tard, accueillera les spermatozoïdes de son conjoint et permettra leur survie. Dans quelques temps, la jeune fille aura ses premières règles.

La maturation pleine de la fertilité se réalise sur plusieurs années et se prolonge même tout au long de la vie.

Les cycles féminins avec l'alternance d'imprégnations successives par deux hormones, les œstrogènes et la progestérone, participent au développement du corps de la femme, mais aussi de son cœur et de son esprit, féminin et maternel.

Les temps du cycle féminin

LE CYCLE À TROIS TEMPS

La femme donne les temps de l'accueil de la vie.

Ces temps s'expriment par son cycle. Le cycle commence le premier jour des règles et se termine la veille des règles suivantes. De même que les saisons se succèdent au cours de l'année, trois périodes se succèdent dans le cycle : la latence, qui est l'hiver du cycle, la période fertile, qui en est le printemps, et la période postovulatoire, qui est l'été du cycle.

Les trois temps du cycle marquent la vie de la femme et, lorsqu'elle est mariée, les temps du couple.

De même que chaque saison apporte ses couleurs et ses richesses, les temps du cycle sont des temps de la vie que **le couple apprendra à apprivoiser pour en vivre les richesses**.

On peut dire qu'à chaque cycle tout est mis en place pour accueillir un enfant.

Après chaque ovulation, un endomètre accueillant tapisse la paroi interne de l'utérus, pour une éventuelle grossesse. S'il n'y a pas conception, l'endomètre se détache au bout de deux semaines environ : ce sont les règles. Les règles marquent la fin du cycle et le début d'un nouveau cycle, pendant lequel tout sera à nouveau préparé pour l'accueil de la vie. Si un enfant est conçu, il s'installe dans l'utérus, la « maison du bébé », dont le mur intérieur est tapissé par l'endomètre. L'enfant peut s'y développer jusqu'à sa naissance.

La latence, ou hiver du cycle

La latence, ou hiver du cycle, commence le premier jour des règles et dure, en général, environ une semaine. La latence est le temps de sélection du follicule pour l'ovulation. La sélection a commencé depuis plusieurs semaines déjà, parmi plusieurs dizaines ou centaines de candidats.

La latence se termine lorsque qu'un follicule a été choisi.

Si la latence continue après les règles, la femme observe **son profil infertile de base**, c'est-à-dire, en général, l'absence de glaire à la vulve : elle ne sent pas d'écoulement et ne trouve rien à la vulve.

Le profil infertile de base indique deux choses à la femme :

- le col de l'utérus est fermé par un bouchon de glaire épaisse qui empêche les spermatozoïdes de se réfugier dans la glaire après un rapport sexuel ; obligés de rester dans le vagin, ils ne survivent pas plus d'une heure ou deux ;
- les ovaires ne sont pas prêts pour l'ovulation : l'ovulation ne surviendra pas avant au moins une semaine.

La période fertile ou printemps du cycle

La période fertile du cycle est la période d'accueil des spermatozoïdes et de préparatifs ultimes de l'ovule, qui aboutit à l'ovulation.

La période fertile commence dès que le col de l'utérus n'est plus fermé par un bouchon de glaire épaisse ; le bouchon est remplacé par une glaire fluide, qui accueille les spermatozoïdes. La période fertile du cycle se termine le lendemain de l'ovulation, car l'ovule est fécondable une journée.

La femme est informée de l'entrée en période fertile par le changement de son observation : elle a quitté son profil infertile de base.

Elle note un changement et une évolution progressive de sa sensation et de la glaire qu'elle observe à la vulve.

Les saisons du cycle féminin

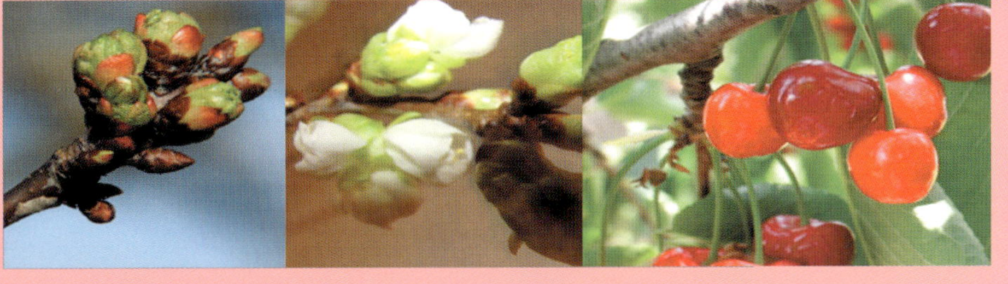

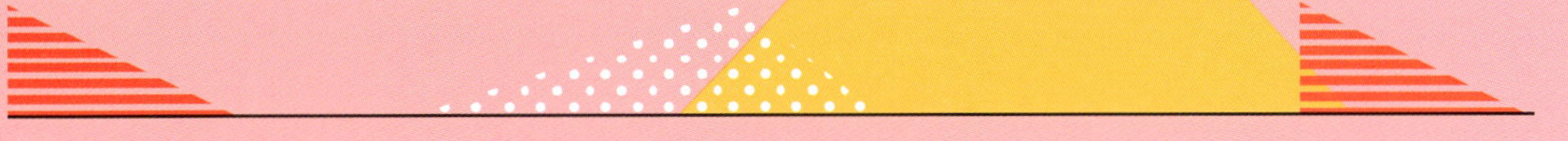

En bas, nous représentons un cycle féminin avec ses trois temps : latence, période fertile et période postovulatoire.

Le cycle féminin commence avec les règles et se termine la veille des règles suivantes. Les règles sont représentées par un triangle hachuré rouge. Elles durent en général quatre ou cinq jours. Le triangle blanc allongé représente la période fertile du cycle, période qui dure une dizaine de jours environ et au cours de laquelle les spermatozoïdes peuvent vivre dans le corps de la femme pendant plusieurs jours grâce à la présence de la glaire. Nous utilisons un triangle pour illustrer l'augmentation progressive de la capacité d'accueillir les spermatozoïdes à l'approche de l'ovulation. L'ovulation survient au moment d'accueil maximum des spermatozoïdes, sur cette figure, vers la pointe du triangle blanc. L'ovule peut être fécondé par un spermatozoïde pendant une journée ou moins. La période fertile est précédée par la période de latence, qui a commencé le premier jour des règles. La période fertile est suivie par la période postovulatoire marquée ici par une bande de couleur jaune.

En haut de la figure, nous présentons le parallèle avec les saisons.

De même que l'hiver est un temps de repos apparent, avec cependant préparation des bourgeons pour le printemps, la latence du cycle est un temps de repos apparent, avec cependant sélection du follicule le plus apte à aller jusqu'à l'ovulation. De même que le printemps, avec ses fleurs, est le temps de la fécondation, la période fertile, avec la glaire qui accueille les spermatozoïdes, est le temps de la conception de l'enfant. De même que l'été est un temps pour la fructification, la période postovulatoire est le temps réservé pour l'installation de l'enfant dans l'utérus maternel.

L'évolution de la glaire au niveau du col de l'utérus au cours du cycle féminin

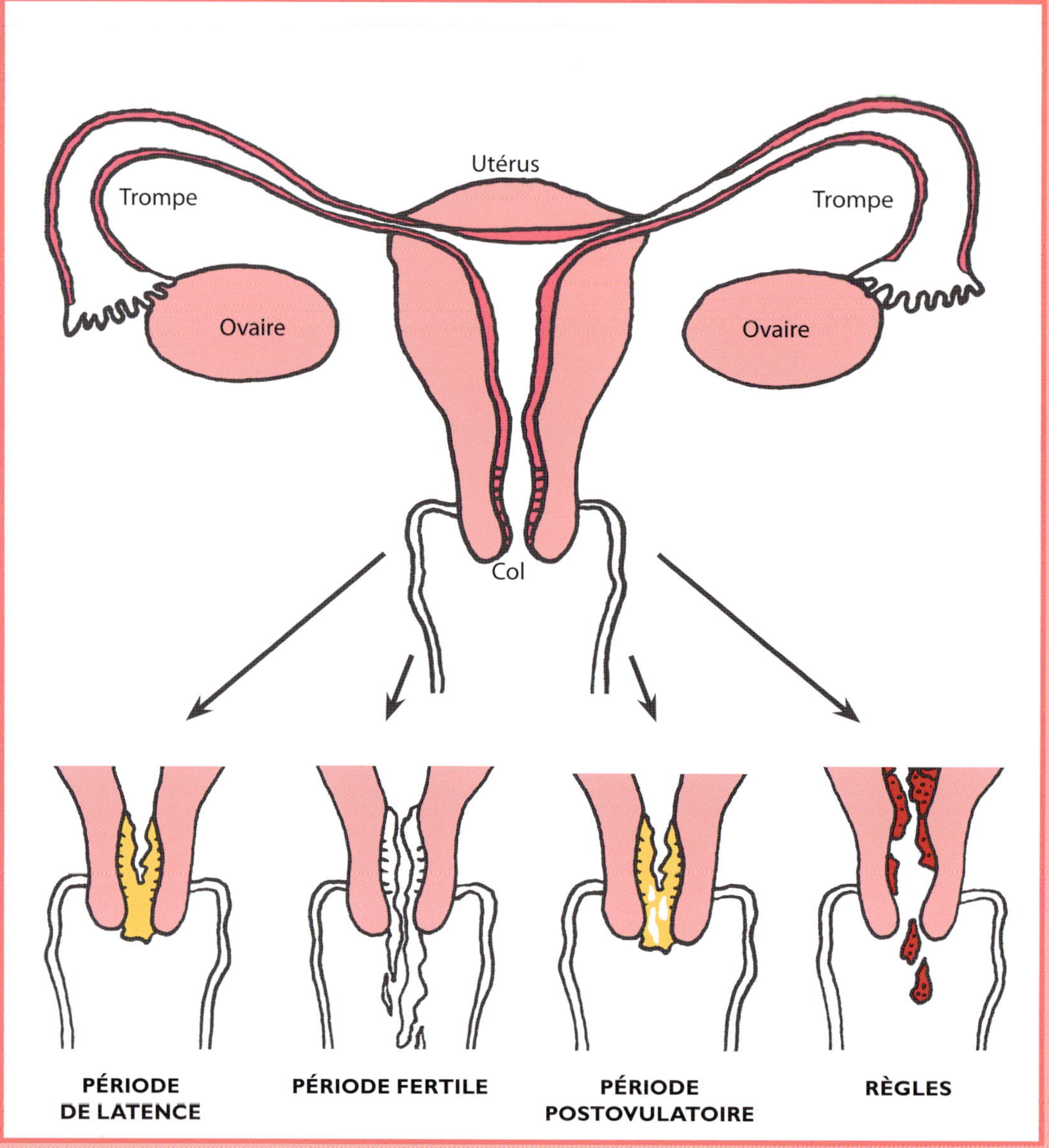

Cette figure représente, en haut, l'utérus (ici tel qu'il est en période de latence) et, de chaque côté, les trompes de Fallope, tubes qui conduisent aux ovaires.

Des flèches partent du col pour indiquer ce qui se passe à son niveau, en période de latence (col fermé par une glaire épaisse, représentée en jaune sur cette figure), en période fertile (écoulement d'une glaire liquide, représentée en blanc sur cette figure), en période postovulatoire (glaire épaisse, parfois mêlée de glaire plus fluide) et au moment des règles, où le col laisse passer l'endomètre détaché du corps de l'utérus.

Nota bene : Le schéma ci-dessus offre un aperçu clair de l'évolution de la glaire, il ne vise cependant pas à respecter fidèlement les détails anatomiques.

La période postovulatoire, été du cycle

La période postovulatoire commence le lendemain de l'ovulation et se termine la veille des règles qui suivent.

C'est le temps réservé à l'installation de l'enfant dans l'utérus maternel.

S'il n'y a pas eu conception d'un enfant, la période postovulatoire dure deux semaines environ. Au début de la période postovulatoire, le follicule se transforme en une glande appelée corps jaune.

Le corps jaune déclenche les préparatifs pour l'accueil éventuel d'un enfant :

- il rend l'endomètre apte à la nidation, c'est-à-dire apte à accueillir l'embryon et à permettre son développement dans l'utérus ;
- il provoque la fermeture du col par une glaire plus épaisse, pour éviter toute remontée de microbe ;
- il bloque la sécrétion hormonale à la base du cerveau pour qu'aucune nouvelle ovulation ne soit déclenchée.

La femme est informée de la période postovulatoire de deux façons :

- soit par un passage brusque d'une glaire très fluide, que la femme voit ou ressent à la vulve, à une glaire épaisse, ou même à l'absence de glaire à la vulve : c'est ce qu'on appelle le signe sommet, qui, en général, indique que l'ovulation a eu lieu.Un moniteur en planification familiale naturelle pourra dire au couple si son observation est fiable;
- soit par une montée de la température du corps, de plusieurs dixièmes de degré : si la femme a noté chaque jour sa température au réveil, elle peut avec certitude reconnaître le moment où elle est entrée en période non fertile postovulatoire. Un moniteur en planification familiale naturelle pourra enseigner une lecture fiable de la courbe de température.

La conception de l'enfant

Si le couple s'unit en période fertile, les spermatozoïdes peuvent entrer dans le col et faire halte dans ses cryptes ou monter directement dans l'utérus jusqu'à l'entrée des trompes. Ceux qui restent dans les cryptes sont nourris et logés en attendant d'être libérés juste avant l'ovulation pour monter en direction des ovaires.

Les spermatozoïdes suivent la glaire comme on remonte vers une source.

La glaire située dans les cryptes de la partie haute du col leur est accueillante. Lorsque l'ovulation est imminente, des enzymes coulent du haut du col, fluidifiant cette glaire, ce qui permet aux spermatozoïdes de rejoindre l'utérus. De fines ondulations de la paroi intérieure de l'utérus les conduisent vers le haut de l'utérus. Il a été montré récemment que ces ondulations dirigent et transportent une grande partie des spermatozoïdes vers l'entrée de la trompe du côté où va se faire l'ovulation ! Comment ne pas s'émerveiller devant tant de délicatesse et de « savoir-faire » de la nature ?

Le parcours dans la trompe ne nécessite pas, lui non plus, un grand effort de la part des spermatozoïdes : un flux de liquide et les mouvements intérieurs de la trompe les conduisent vers le tiers externe de celle-ci, à peu de distance de l'ovaire.

Lorsqu'il est prêt, l'ovule quitte le follicule, c'est l'ovulation. L'ovulation ne peut se produire que lorsque tout est prêt : **la femme n'ovule pas de façon réflexe**, comme cela se passe chez la lapine par exemple, mais après une semaine de préparation. L'ovule, libéré par le follicule à la surface de l'ovaire, est aspiré par la trompe. Il reste une journée dans le tiers externe de la trompe. Il est entouré par une couronne de cellules qui veillent sur lui et le nourrissent.

Si le couple n'a pas eu d'union en période fertile, l'ovule perdra sa capacité d'être fécondé en une journée et le cycle ne sera pas fécond.

Au contraire, si le couple s'est uni en période fertile et si tous les éléments nécessaires sont réunis pour le succès, un spermatozoïde, et un seul, pourra féconder l'ovule, c'est la conception de l'enfant.

Alors même que personne ne le sait encore, pas même le corps de sa mère, la première cellule de l'enfant s'est immédiatement divisée une fois, puis de multiples fois. Le spermatozoïde a apporté sa part de gènes : la moitié de ceux du père. Ils ont rejoint ceux qui sont contenus dans l'ovule : la moitié de ceux de la mère. L'ovule a aussi apporté de la nourriture pour une semaine ! Précaution bien féminine... qui permettra à l'enfant de se développer seul pendant plus de six jours. Vers ce sixième jour, l'enfant va s'installer dans l'utérus, pour s'y développer jusqu'à la naissance.

Quatre types de cycle féminin

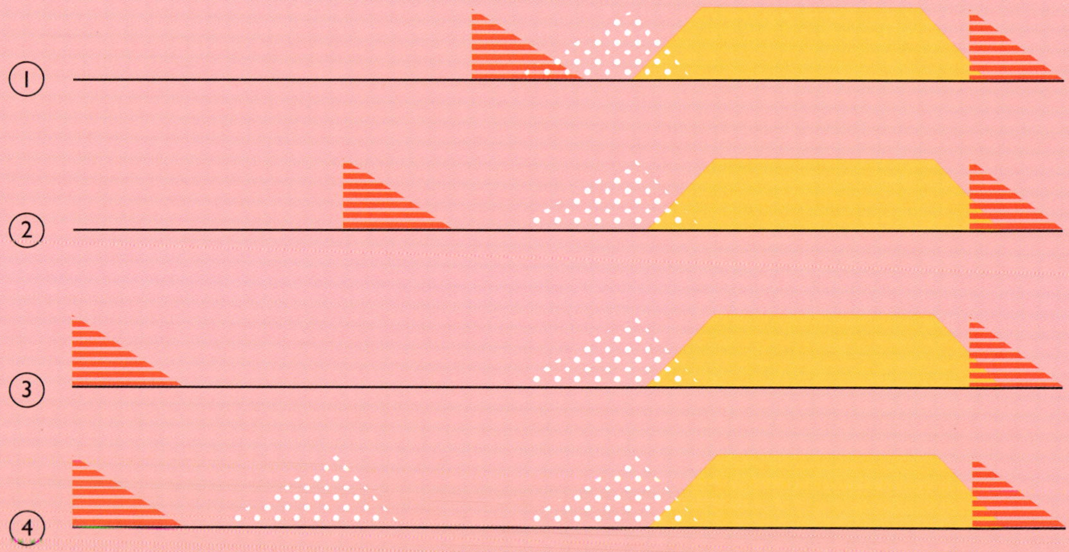

Le premier cycle est un exemple de cycle avec latence courte, la période fertile commence avant la fin des règles.

Le deuxième est le plus fréquent : la latence se prolonge un peu après la fin des règles, notée par une simple ligne qui représente le profil infertile de base.

Dans le troisième, la latence est longue.

Dans le quatrième, cette latence est interrompue par un essai infructueux d'ovulation, suivi par une ovulation réussie.

Nous voyons sur ce schéma que la période de latence est le temps du cycle dont la durée varie le plus.

Les cycles irréguliers

LA LATENCE EST LE TEMPS LE PLUS VARIABLE

La latence est la période du cycle dont la durée est la plus variable. La sélection du follicule est de durée variable d'un cycle à l'autre, ce qui explique la variabilité de la durée de la période de latence. La période de latence est parfois très courte, se terminant avant la fin des règles : le couple est alors fertile pendant les règles ! Dans ce cas, la femme observe de la glaire dès la fin des règles. Ce début prématuré de la période fertile est comme le retour prématuré des beaux jours, avec des fleurs qui éclosent dès la fin février, après un hiver qui n'a pas duré. Des périodes de latence très courtes sont plus souvent observées après 35 ans, parce que le choix du follicule est alors plus limité : la réserve de follicules disponibles baisse en effet avec l'âge.

Dans certains cycles, le choix du follicule est plus long et dure plusieurs semaines.

Le couple reste dans ce cas infertile plusieurs semaines après les règles. Il en est informé par le maintien du profil infertile de base.

Parfois, la période de latence est interrompue par des essais non confirmés de période fertile.

Des épisodes de glaire cervicale alternent avec des périodes de profil infertile de base. Ces latences interrompues par des épisodes de glaire évoquent les hivers interrompus par des semaines de beau temps qui font croire à tort au début du printemps.

DIVERSITÉ DES CYCLES OU ANOMALIE DES CYCLES

Les couples les plus fertiles sont vingt fois plus fertiles que les couples les moins fertiles[1] : cela explique que des couples fertiles attendent longtemps avant de concevoir. C'est un motif fort pour donner de l'espérance à un couple qui attend avec inquiétude la conception d'un enfant.

La variabilité des cycles est une chose normale. De même que les saisons varient d'une année à l'autre, la durée de chacun des trois temps du cycle varie, chez une même femme au cours de sa vie, et encore plus d'une femme à l'autre.

Une attente trop longue pour concevoir inquiète à juste titre. Il en est de même lorsque les cycles sont très différents de ce que nous avons décrit au paragraphe précédent. Des cycles très particuliers font évoquer le besoin d'une prise en charge médicale.

Les couples qui vivent la planification familiale naturelle avec de tels cycles sont parfois mis à l'épreuve.

Cette diversité est parfois source de grandes difficultés, nécessitant un accompagnement soigneux. De plus, ces cycles peuvent provoquer un déséquilibre hormonal en imprégnation œstrogénique et progestéronique dont la correction peut être souhaitable. Seuls des médecins formés à cette prise en charge pourront apporter un bénéfice. Une réponse à ces difficultés par suppression du cycle par prescription de la pilule n'est pas une réponse adéquate.

Se connaître, en parler à son médecin, faciliter la conception d'un enfant ou espacer les naissances

SE CONNAÎTRE

Une femme qui a appris à reconnaître les trois temps de son cycle sera en mesure de comprendre les saisons de son corps.

Jeune fille, elle observera ses premiers saignements, qui marquent les premiers essais infructueux d'ovulation. Ces premiers saignements peuvent être irréguliers, ils ne sont en général pas douloureux. Cette irrégularité ne doit pas inquiéter, elle indique simplement que la mise en place des cycles n'est pas encore terminée. Puis viennent les premières vraies règles, qui suivent la première ovulation.

Ces premières règles peuvent être douloureuses. La douleur indique en général que le corps jaune n'est pas encore suffisamment « fort » pour qu'à l'arrêt de son activité le détachement de l'endomètre se fasse facilement.

Au bout de quelques mois, ou parfois de quelques années, la douleur diminue le plus souvent. Si les règles restent douloureuses, il peut être nécessaire de consulter pour recevoir des médications anti-inflammatoires ou même, dans certains cas, de la progestérone pour compléter une action insuffisante du corps jaune. Il est le plus souvent inutile et même dommageable de supprimer le cycle par une prise de pilule. La pilule ne soigne pas les douleurs de règles ou les irrégularités de cycle, elle supprime l'ovulation. Les hormones artificielles qu'elle contient agissent comme un leurre faisant croire au cerveau que l'ovaire fonctionne.

Au cours de sa vie, toute femme[2] peut apprendre à reconnaître les saisons de son cycle et ainsi comprendre ses élans et ses inclinaisons dont elles sont le reflet. De plus, les époux sont à même d'utiliser cette connaissance pour leur régulation des naissances et ainsi d'adapter leur sexualité au rythme de leur fertilité grâce à l'observation qui leur dévoile leurs périodes fertiles et non fertiles.

Connaissant les saisons du cycle et adaptant leur vie intime à ces temps, ils pourront découvrir et accueillir la richesse de leur fertilité commune.

EN PARLER À SON MÉDECIN

La femme connaissant les temps de son cycle peut repérer des signes de dysfonctionnement et, au contraire, **reconnaître comme anodins des signes qui, sans cette connaissance, seraient plus inquiétants**.

Son médecin peut s'enrichir de ces informations pour affiner son diagnostic et adapter le traitement qu'il proposera.

Évolution des signes cliniques de fertilité et des hormones

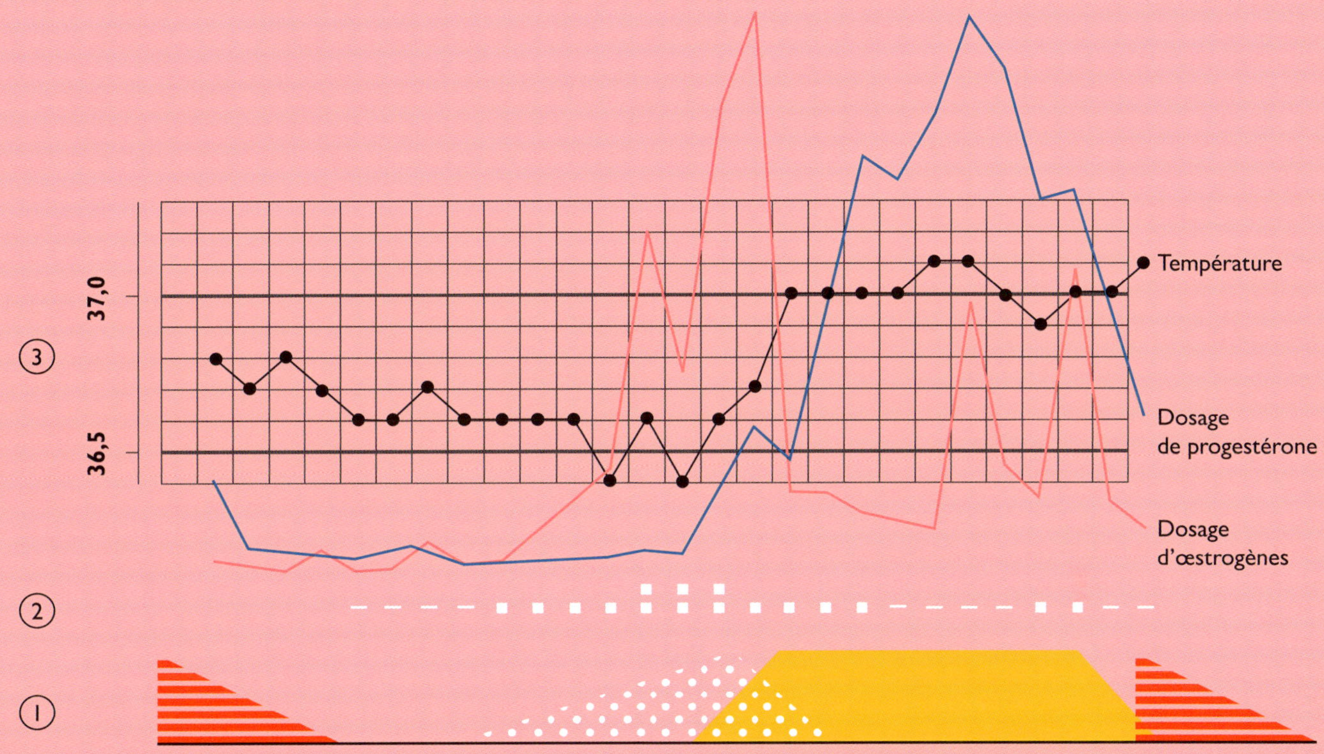

Cette figure comporte, en (1), le schéma des 3 temps du cycle, en (2), l'observation de la glaire par la femme et, en (3), la température et les résultats des dosages d'œstrogènes (en rose) et de progestérone (en bleu). Les précisions sur les dosages hormonaux sont disponibles dans l'article scientifique original[3].

Dans cet exemple, l'observation de la glaire par la femme après les règles comporte 4 jours de profil infertile de base (noté par des tirets qui indiquent l'absence de glaire à la vulve) ; puis la femme note un changement, avec une glaire épaisse pendant 4 jours (notée par un carreau blanc), qui change progressivement pour atteindre une glaire fluide pendant 3 jours (notée par deux carreaux blancs superposés) ; ensuite, la femme note un retour à une glaire épaisse (un carreau), puis à l'absence de glaire pendant la période postovulatoire (à l'exception de deux jours de glaire épaisse).

La température comporte un niveau bas, un décalage vers le haut et des points hauts pendant la période postovulatoire.

La glaire s'écoule au moment d'une imprégnation plus importante par les œstrogènes, et la température s'élève sous l'effet d'une imprégnation plus importante par la progestérone.

FACILITER LA VENUE D'UN ENFANT

La connaissance des signes cliniques de fertilité par la femme et son époux sera très bénéfique pour **favoriser la conception d'un enfant**[4]. En effet, la probabilité de concevoir un enfant est très nettement augmentée lorsque le couple s'unit les jours de glaire fluide[5]. Cette information est d'autant plus précieuse si le couple rencontre des difficultés pour concevoir. Par exemple, si l'homme a un sperme présentant des faiblesses, le couple aura plus de chance de concevoir si l'union intime a lieu un jour de grande fertilité repéré par la femme[6].

La médecine de la restauration de la fertilité, encore trop souvent mal connue, tend à restaurer la fertilité plutôt qu'à la remplacer par des traitements *in vitro*, des inséminations, etc. C'est une approche médicale et chirurgicale faisant le maximum pour restaurer la capacité des époux à être père et mère, sans les remplacer par un geste purement technique. Cette médecine repose sur une très bonne connaissance du cycle par la femme : les époux augmentent leur chance de concevoir en vivant leurs unions intimes les jours les plus fertiles reconnus par la femme. Les renseignements donnés par l'observation de la femme guident les examens médicaux et les traitements[7]. Les résultats statistiques publiés dans le cadre de la NaProTechnologie (médecine de la restauration la plus connue) sont particulièrement encourageants. Ils sont tout à fait comparables à ceux des méthodes de remplacement, couramment appelés AMP[8].

Cette prise en charge médicale des couples ayant des difficultés pour concevoir veille à garder intacte l'union intime des époux : l'acte sexuel n'est pas modifié. Elle vise à restaurer la capacité des époux à devenir parents sans les remplacer par des gestes techniques.

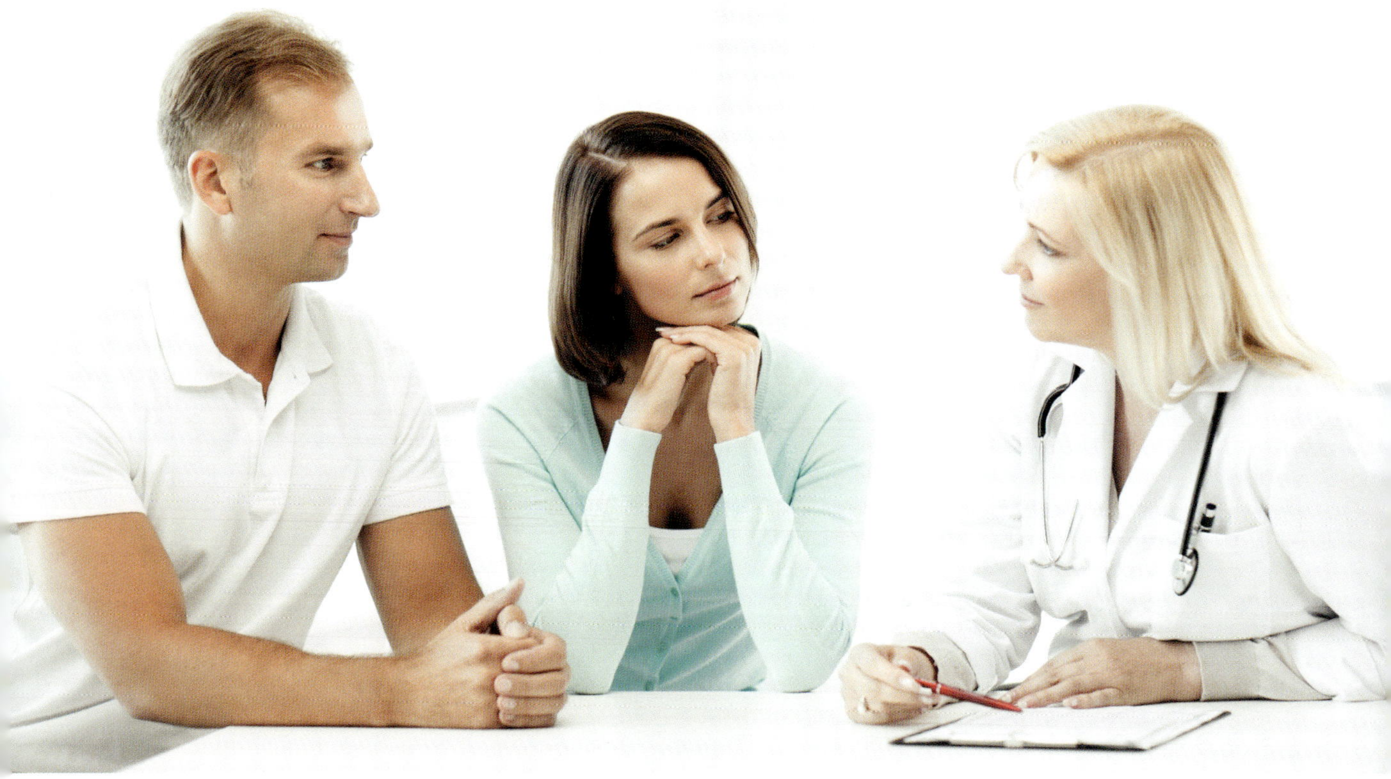

Espacer ou limiter les naissances

| DIX MÉTHODES

Nous avons vu plus haut qu'il y a plus d'une dizaine de méthodes disponibles pour les couples souhaitant différer une grossesse.

Il s'agit d'adapter leur comportement de façon à vivre leurs unions intimes aux saisons non fertiles du cycle, la période de latence et la période postovulatoire.

Ces méthodes sont anciennes, comme la méthode thermique simple, ou plus modernes, comme la méthode Billings[9] et la méthode sympto-thermique[10]. Les plus récentes ont été publiées en lien avec l'Organisation mondiale de la santé[11] ou par l'Institut de reproduction humaine de la Georgetown University[12], à Washington D.C.

Fiables

Comme pour les méthodes de contraception, pour être fiable, une méthode de planification familiale naturelle doit être bien utilisée.

Certaines méthodes sont plus efficaces que d'autres[13].

En Europe, l'efficacité de la méthode sympto-thermique a été montrée à maintes reprises[14]. Dans tous les continents, la fiabilité de la méthode Billings[15] a été, elle aussi, montrée. La fiabilité de la méthode diffusée par FertilityCare a été confirmée également à plusieurs reprises[16].

La motivation et la rigueur d'utilisation peuvent multiplier la fiabilité par 10[17].

Quelle que soit la méthode choisie, un enseignement correct et une application rigoureuse sont nécessaires. Dans le cas de la planification familiale naturelle, la fiabilité de l'utilisation repose sur une bonne observation, une bonne notation et une bonne interprétation.

Fondées sur un grand nombre de travaux scientifiques

Un grand nombre de travaux scientifiques décrivent chaque année l'existence de la période fertile, appelée fenêtre de fertilité (*Fertile Window*) dans les revues médicales. Ces études comparent les jours fertiles et non fertiles indiqués par l'observation de la femme, avec ceux qui sont indiqués par les dosages hormonaux[18].

Il est montré que la reconnaissance de la fenêtre de fertilité par l'observation est tout à fait superposable à celle reconnue par les dosages hormonaux.

Une lecture simplement biologique ou psychologique de la sexualité et de la fertilité ne suffit pas pour en comprendre les mécanismes

La médecine et la science sont appelées à élargir leur vision pour comprendre ce qui concerne les domaines de la biologie sexuelle, de la sexualité et de la fertilité. En effet, la sexualité se comprend dans le cadre de la masculinité et de la féminité, qui imprègnent tout l'être.

Dans le domaine de la fécondité, il est nécessaire de considérer que concevoir un enfant, c'est devenir mère et père.

La fertilité est en effet une fonction que l'on vit à deux. Une lecture simplement biologique de la sexualité et de la fertilité ne suffit pas pour en comprendre les mécanismes. De même, une approche uniquement psychologique conduit à des impasses. **Il est nécessaire d'enrichir notre regard**, de prendre en compte la masculinité et la féminité, la conjugalité et la transmission de la vie par un père et une mère, pour avoir une juste compréhension et faire des choix médicaux adéquats.

La délicatesse qui entoure la sexualité et la transmission de la vie est une richesse à préserver. **Cette délicatesse, accompagnée d'une fragilité, fait partie de leur beauté et de leur grandeur.**

En effet, de même que la délicatesse du pétale de fleur ou la fragilité de l'aile de papillon font partie du mystère de leur beauté, tout ce qui touche à la masculinité, à la féminité, à l'union intime, à la transmission de la vie, est par nature délicat et fragile. **Une juste considération des difficultés rencontrées par les couples** dans ces domaines fait appel à l'accueil des limites humaines, des blessures, mais aussi des folles espérances en un renouveau toujours possible et souhaitable.

L'union intime dépasse sa dimension biologique ou physiologique.

De même que le visage exprime la personne, ses sentiments, son cœur, son histoire, le corps est présence de la personne au monde qui l'entoure. Quand les époux se sont donnés l'un à l'autre par le mariage, ils ont décidé de devenir une seule chair : ils ont uni leurs personnes, corps, cœurs et esprits, devenant une nouvelle entité. Ils ont planté un arbre généalogique. C'est le cadre dans lequel les questions biologiques peuvent être étudiées de façon appropriée. **De Pierre et Marie, époux, on peut dire « les Dupond », exprimant ainsi qu'ils sont un même couple en restant deux personnes.** Ils sont une seule chair. La médecine est appelée à considérer les choses sous cet angle lorsqu'elle envisage de soigner les membres d'un couple, de les guider dans leur planification des naissances ou de les aider à concevoir.

Les couples qui choisissent les méthodes naturelles deviennent un signe pour le monde de ce qu'est le corps, signe visible du don que les époux sont appelés à faire d'eux-mêmes dans leur intimité.

Ces couples peuvent, à l'écoute de Dieu, Communion d'Amour qui donne la Vie, devenir espérance pour le monde en recherche d'un épanouissement de la vie sexuelle, de la conjugalité et de la vie familiale.

1 Ecochard R., *Heterogeneity in fecundability studies: issues and modelling Statistical methods in medical research*, 2006, 15:1-20.

2 Porucznik C. A., Cox K. J., Schliep K. C., Stanford J. B., *Pilot test and validation of the peak day method of prospective determination of ovulation against a handheld urine hormone monitor*, BMC Womens Health, 08/01/2014, 14:4.

3 Ecochard R., Duterque O., Leiva R., Bouchard T., Vigil P., *Self-identification of the clinical fertile window and the ovulation period,* Fertil. Steril., 24 février 2015.

4 Zinaman M., Johnson S., Ellis J., Ledger W., *Accuracy of perception of ovulation day in women trying to conceive*, Current Medical Research and Opinion, 2012, 28(5):749-754.

Stanford J. B., Smith K. R. and Dunson D. B., *Vulvar mucus observations and the probability of pregnancy*, Obstet. Gynecol., 2003, 101:1285-1293.

Evans-Hoeker E., Pritchard D. A., Long D. L., Herring A. H., Stanford J. B., Steiner A. Z., *Cervical mucus monitoring prevalence and associated fecundability in women trying to conceive*, Fertil. Steril., oct. 2013, 100(4):1033-1038.

5 Bigelow J. L., Dunson D. B., Stanford J. B., Ecochard R., Gnoth C., Colombo B., *Mucus observations in the fertile window: a better predictor of conception than timing of intercourse*, Hum. Reprod., avr. 2004, 19(4):889-92, epub : 27/02/2004.

6 Stanford J. B., White G.L., Hatasaka H., *Timing intercourse to achieve pregnancy: current evidence*, Obstet. Gynecol., déc. 2002, 100(6):1333-41.

7 Hilgers T. W., Daly K. D., Prebil A. M., Hilgers S. K., *Cumulative pregnancy rates in patients with apparently normal fertility and fertility-focused intercourse*, J Reprod. Med., oct. 1992, 37(10):864-6.

Thijssen A., Meier A., Panis K., Ombelet W., *Fertility awareness-based methods' and subfertility: a systema-tic review*, Facts Views Vis. Obgyn., 2014, 6(3):113-23.

8 Stanford J. B., Parnell T. A., Boyle P. C., *Outcomes from treatment of infertility with natural procreative technology in an Irish general practice*, J Am. Board Fam. Med., sept.-oct. 2008, 21(5):375-84.

9 Billings E. L., Billings J. J., Brown J. B., Burger H. G., *Symptoms and hormonal changes accompanying ovulation*, Lancet, 1972, 1:282-284.

10 Lanctot C. A., *Natural family planning*, Clin. Obstet. Gynaecol., avr. 1979, 6(1):109-27, Review.

11 Sur la MAMA (méthode de l'allaitement maternel et de l'aménorrhée), par exemple : Gross B. A., *Breast-feeding and natural family planning*, Int. J Fertil., 1988, 33 – Suppl. : 24-31.

12 Sur la méthode des deux jours : Arévalo M., Jennings V., Nikula M., Sinai I., *Efficacy of the new two day method of family planning*, Fertil. Steril., oct. 2004, 82(4):885-92. PubMed PMID : 15482764.

Sur la méthode des jours fixes : Arévalo M., Sinai I., Jennings V., *A fixed formula to define the fertile window of the menstrual cycle as the basis of a simple method of natural family planning*, Contraception, déc. 1999, 60(6):357-60.

13 Kambic R. T., « *The effectiveness of natural family planning methods for birth spacing: a comprehensive review* », in Girotto S., Bressan F. (dir.), *Human fertility regulation demographic and statistical aspects*, Vérone, Edizioni libreria cortina, 1999, p. 63-90.

14 Frank-Herrmann P., Heil J., Gnoth C., Toledo E., Baur S., Pyper C., Jenetzky E., Strowitzki T., Freundl G., *The effectiveness of a fertility awareness based method to avoid pregnancy in relation to a couple's sexual behaviour during the fertile time:a prospective longitudinal study*, Hum. Reprod., mai 2007, 22(5):1310-9.

Barbato M., Bertolotti G., *Natural methods for fertility control: a prospective study – First part*, Int. J Fertil., 1988, 33 – Suppl : 48-51.

Ecochard R., Pinguet F., Ecochard I., De Gouvello R., Guy M., Guy F., *Analysis of natural family planning failures. In 7007 cycles of use*, Contracept. Fertil. Sex, avr. 1998, 26(4):291-6.

15 Hume K., *Fertility awareness in the 1990s-the Billings ovulation method of natural family planning, its scientific basis, practical application and effectiveness*, Adv. Contracept., juin-sept. 1991, 7(2-3):301-11.

16 Hilgers T. W. , Stanford J. B., *Creighton Model NaProEducation Technology for avoiding pregnancy. Use effectiveness*, J Reprod. Med., juin 1998, 43(6):495-502.

17 Rice F. J., Lanctot C. A., Garcia-Devesa C., *Effectiveness of the sympto-thermal method of natural family planning: an international study*, Int. J Fertil., 1981, 26:222-230.

18 Fehring R. J., Raviele K., Schneider M., *A comparison of the fertile phase as determined by the Clearplan Easy Fertility Monitor and self-assessment of cervical mucus*, Contraception, janv. 2004, 69(1):9-14.

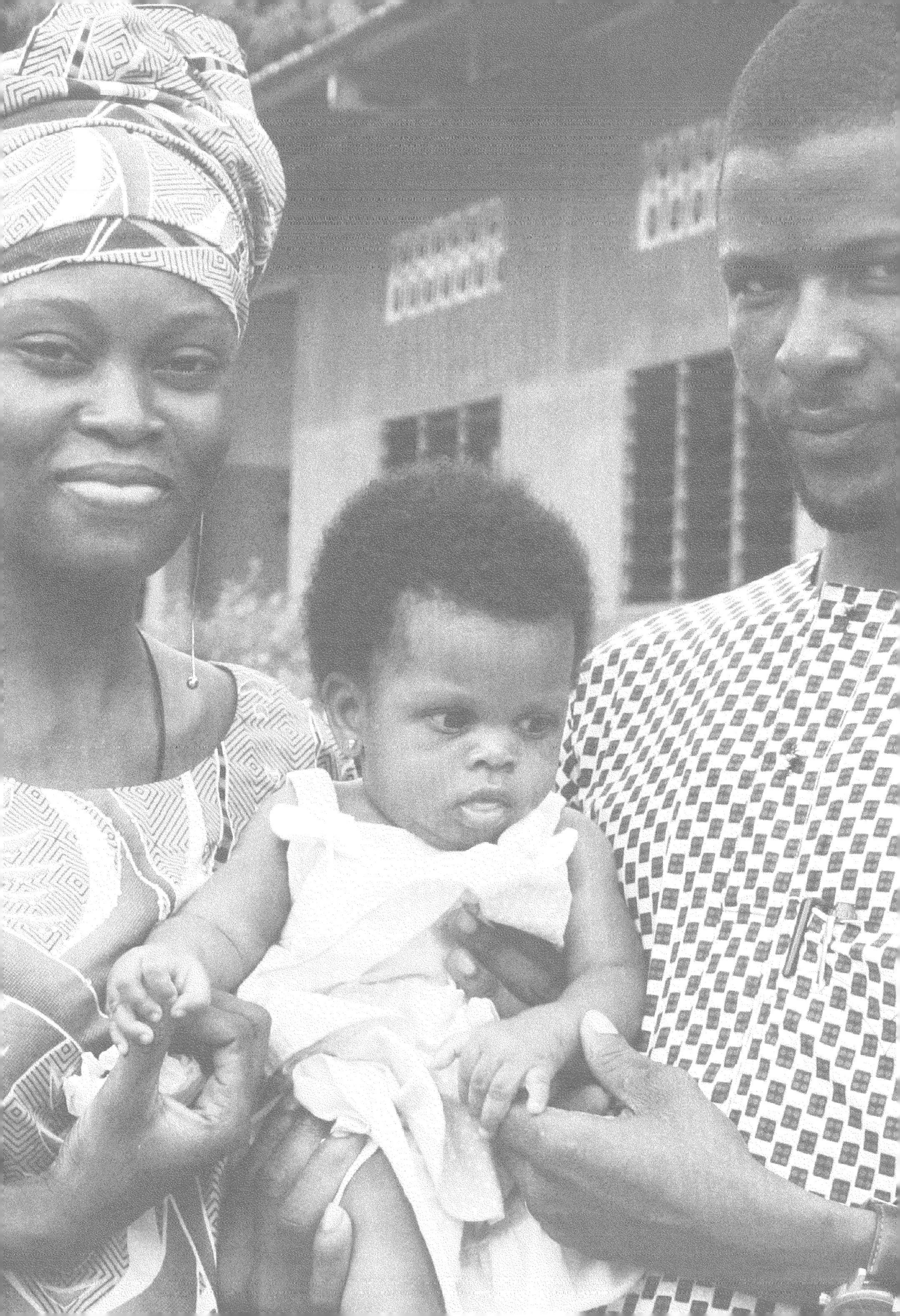

CHOISIR LA PLANIFICATION FAMILIALE NATURELLE

Le choix d'une méthode de régulation des naissances est, pour le couple, un passage obligé. Comme les témoignages nous le montreront, ce choix a des répercussions importantes sur la vie de tous les jours, le dialogue amoureux, la tendresse échangée. La méthode employée pour espacer ou limiter les naissances va plus ou moins colorer, influencer les gestes intimes du couple, mais aussi l'ambiance familiale, même si les parents n'en parlent pas avec les enfants. Nous verrons que la méthode participe au fil des années à la construction du couple : elle retentit sur l'intimité conjugale, mais aussi sur la famille, et même sur l'entourage et la société.

Que choisir ? Une contraception ou les méthodes naturelles ?

Le couple utilisateur de la contraception ou de la contragestion modifie sa physiologie pour ne pas avoir à changer son comportement.

Le couple a le choix entre des méthodes dites « artificielles » et des méthodes dites « naturelles ». Le mode d'action des méthodes artificielles est de modifier le mécanisme physiologique de la fertilité ou le déroulement de l'acte sexuel. Leur action se situe soit avant la fécondation, elles sont alors dites contraceptives, soit après la fécondation, elles sont alors dites contragestives. Ces dernières détruisent le début de la vie de l'enfant conçu lors de l'union intime.

Le couple utilisant la planification familiale naturelle adapte sa sexualité au rythme de sa fertilité.

Le principe des méthodes naturelles est fondamentalement différent. Elles permettent aux couples d'espacer les naissances tout en respectant la physiologie de leur fertilité. Le couple utilisateur des méthodes naturelles ne pose pas de geste qui modifie le fonctionnement de sa fertilité. Pour cela, il modifie son comportement.

L'Organisation mondiale de la santé définit ainsi la planification familiale naturelle : « Par planification familiale naturelle, on entend diverses méthodes de régulation et de prévention de la grossesse fondées sur l'observation des signes et symptômes naturels des phases féconde et inféconde du cycle menstruel, et sur le respect de l'abstinence sexuelle pendant la phase féconde » (Organisation mondiale de la santé, 1982).
Ainsi, le couple utilisateur de la planification familiale naturelle adapte sa sexualité au rythme de sa fertilité.

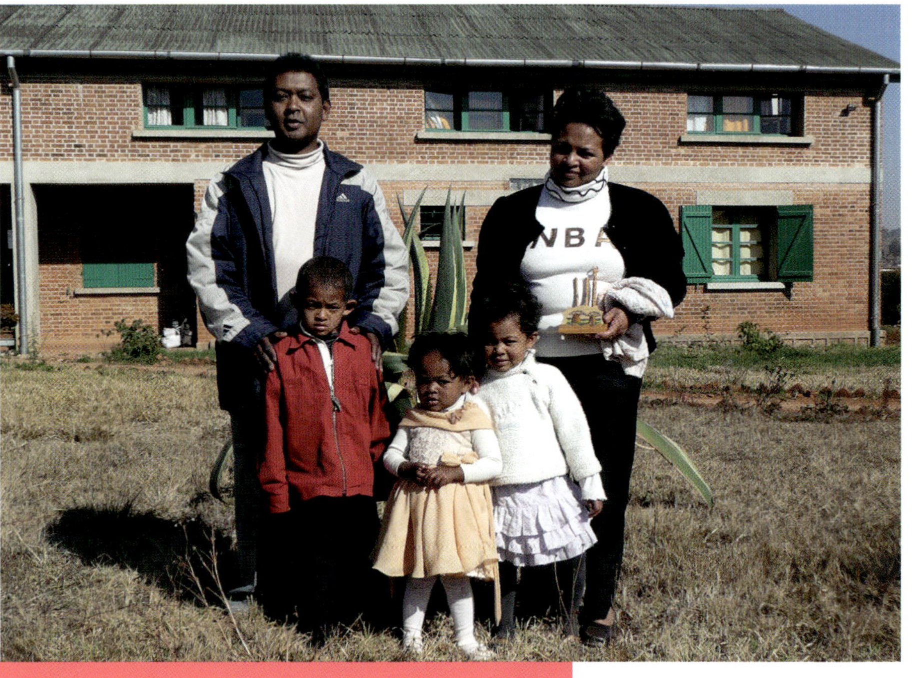

LA PLANIFICATION NATURELLE DES NAISSANCES EST UN CHOIX EXIGEANT.

Tel l'alpiniste qui part à l'assaut des montagnes ou le navigateur qui se lance sur les océans, le couple qui choisit de planifier ses naissances par les méthodes naturelles sait qu'il va devoir se dépasser pour réussir. Il aura des moments de doute et de faiblesse. La conviction concernant la beauté et l'importance de ce choix permet d'envisager les difficultés éventuelles avec sérénité. L'abstinence sexuelle est vécue grâce à un apprentissage du couple, qui adapte ses gestes à son projet.

MÉTHODES SIMPLES POUR EXPLIQUER LE CYCLE FÉMININ

Aborigènes à Darwin, Australie

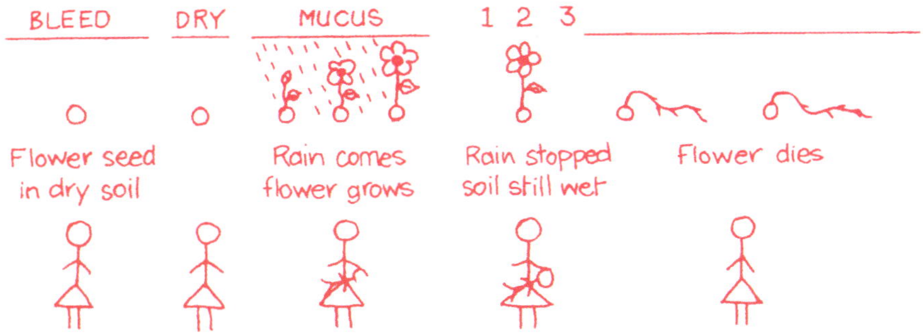
BLEED
DRY
MUCUS
1 2 3
Flower seed in dry soil
Rain comes flower grows
Rain stopped soil still wet
Flower dies

Rwanda, Afrique

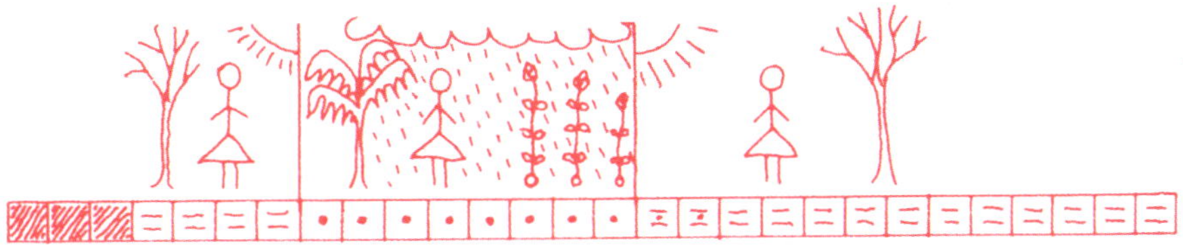

Côte d'Ivoire, Afrique

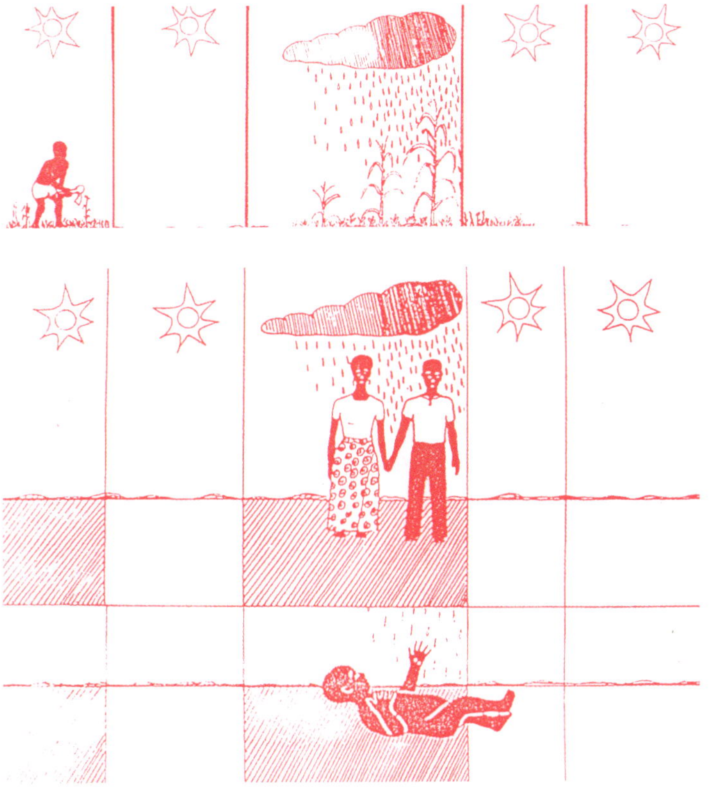

Tableau des différentes méthodes naturelles

MÉTHODES NATURELLES POUR TOUT COUPLE	SIGNES OBSERVÉS
Méthode thermique	Température
Méthode Billings	Glaire
Méthode sympto-thermique	Température et glaire
Méthode Billings modifiée	Glaire sans tenir compte du jour sommet
Fertility Care	Glaire
Méthode des deux jours	Glaire sans tenir compte du jour sommet

MÉTHODES NATURELLES À CRITÈRES D'ÉLIGIBILITÉ	CRITÈRES
MAMA	Allaitement
Collier fixe	Cycles réguliers
Méthode Ogino	Cycles réguliers

BANDELETTES URINAIRES	
Utilisées seules	Plusieurs méthodes sont commercialisées, d'efficacité variable
Associées aux signes utilisés dans les méthodes naturelles	Plusieurs méthodes sont commercialisées comme complément de l'observation du mucus ou de la durée des cycles

Plus de précisions sur les méthodes naturelles elles-mêmes

La planification familiale naturelle repose sur l'observation par la femme d'un ou plusieurs signes : l'écoulement de la glaire cervicale, le décalage de la température ou, plus rarement, les modifications du col de l'utérus. Plusieurs méthodes ont été mises au point, en utilisant un ou plusieurs de ces signes.

QUELQUES MOTS D'HISTOIRE DE LA PLANIFICATION FAMILIALE NATURELLE

Deux méthodes ont été décrites au début du XXe siècle, la méthode Ogino et la méthode thermique. La première, la méthode Ogino (encore appelée méthode du calendrier), repose sur un calcul probabiliste[1] qui détermine les périodes fertiles et non fertiles pour le couple. La deuxième, la méthode thermique, repose sur l'observation de la température.

Par la suite, une méthode reposant sur l'observation de la glaire a été décrite et diffusée par les docteurs Billings à partir des années 1970. Dans les années 1980, des méthodes combinant l'observation de la glaire et de la température ont été diffusées : ce sont les méthodes sympto-thermiques, appelées parfois méthodes d'auto-observation.

La recherche s'est ensuite orientée vers une adaptation des méthodes en fonction des situations que la femme rencontre. Ont été mises au point des méthodes pour les couples dont la femme est en allaitement. Il s'agit de la MAMA (méthode de l'allaitement maternel et de l'aménorrhée) écrite dans les années 1990. D'autres méthodes, comme la méthode du collier fixe, sont proposées aux couples dont la femme a un cycle particulièrement régulier (années 2000)[2].

DIX MÉTHODES NATURELLES DISPONIBLES

Actuellement, une dizaine de méthodes sont disponibles ; elles ont été bien codifiées et ont été testées. Elles sont utilisées par des couples dans le monde entier avec satisfaction. Les méthodes citées ci-contre sont enseignées dans de nombreux pays, dont certains en voie de développement. Chaque méthode a été adaptée à la population concernée.

Les méthodes naturelles sont-elles pour tout le monde ? Cette question est récurrente. Sont-elles possibles avec des cycles irréguliers, qui semblent compliqués ? La femme peut ressentir de la culpabilité, en raison de son cycle qui impose la continence ! La planification familiale naturelle permet de prendre conscience que c'est ensemble que le couple est fertile et qu'ensemble il pourra gérer sa capacité à transmettre la vie.

Il n'y a pas d'élite dans ce domaine. L'apprentissage des méthodes naturelles demande un apprivoisement de son corps, un accueil de sa fertilité qui est parfois difficile. Lorsque le cycle est compliqué, un suivi sérieux par un moniteur compétent est nécessaire. Le fait de comprendre ce qui se passe est apaisant.

1 À partir de la longueur des cycles les plus courts et des cycles les plus longs de l'année qui précède, un calcul est appliqué pour essayer de deviner les jours fertiles et non fertiles des cycles.

2 Ce sont les méthodes à critères d'éligibilité : il faut remplir certains critères pour les appliquer (allaitement…).

Ce qui oriente le choix du couple

Les couples qui témoignent ont choisi les méthodes naturelles pour des raisons très diverses. Pour beaucoup, c'est le cœur qui a choisi : ils ont « senti tout de suite que la contraception ne leur allait pas » ! Pour d'autres, les méthodes naturelles ont été choisies après une mûre réflexion, ou bien l'utilisation d'autres méthodes finalement les a déçus.

ILS ONT CHOISI LA PLANIFICATION FAMILIALE NATURELLE QUI NE MODIFIE PAS LEUR PHYSIOLOGIE

Les couples qui témoignent de leur choix des méthodes naturelles considèrent bien souvent la fertilité comme une fonction importante de l'être humain, qu'il serait dommage d'écarter. Ils ne souhaitent pas modifier leur corps ou le corps de l'autre, ni son fonctionnement.

Méthode sans contrainte hormonale — *Jacqueline, médecin (Équateur)*

« En tant que médecin et en tant que femme, je suis convaincue que la méthode Billings est le meilleur choix pour la régulation des naissances : en effet, grâce à cette méthode naturelle, le corps ne subit aucun effet toxique et il est libre de se donner sans contrainte. En tant que jeune mariée, je peux dire que je suis très heureuse d'utiliser la méthode dans mon couple, car chaque union est entière, sans contrainte hormonale ou artificielle, dans le respect de mon corps, des liens sacrés du mariage. »

Ces couples ressentent leur fertilité comme constitutive de leur personne, et non comme une fonction dont il faudrait se protéger.

Je l'aime tel qu'il est, avec sa fertilité — *Laure (France)*

« Mon mari (c'est-à-dire son corps, sa physiologie, son caractère, ses qualités, ses défauts, son histoire, son intelligence… bref, tout ce qui le constitue) n'est pas une menace pour moi. Je n'ai pas besoin de m'en protéger (par un préservatif ou un spermicide). Je ne l'aime pas par petits bouts, en faisant le tri de ce qui me plaît ou en éliminant ce qui me dérange : il est une personne humaine, donc non morcelable. De plus, il n'est pas moi, et c'est justement sa différence que je recherche ; autrement dit, j'accepte que, face à ma fertilité cyclique, mon mari ait une fertilité continue et j'en assume les conséquences sans les nier. »

Toute modification d'une fonction du corps humain est une atteinte à la personne, que ce soit une amputation de membre ou l'ablation d'un organe. Ces gestes ont un impact sur la personne humaine : « Lorsqu'on touche au corps, on touche à la personne », dit l'adage. Il en est de même pour la fertilité, même si cette modification n'est pas apparente. Sa modification n'est jamais anodine.

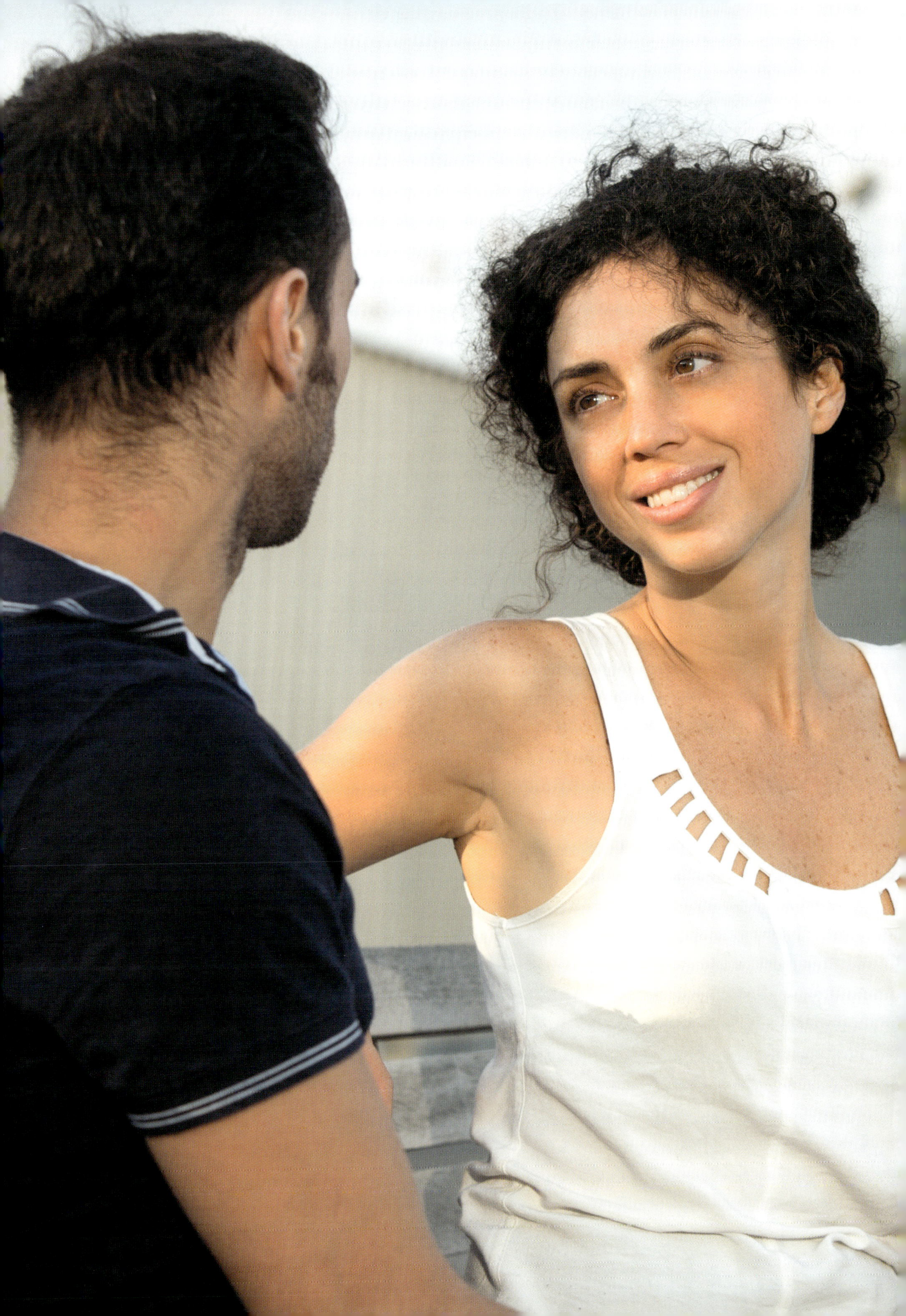

ILS ONT CHOISI UNE MÉTHODE ACCEPTABLE, EFFICACE, SCIENTIFIQUE, SANS DANGER ET RÉVERSIBLE

Dans les témoignages des couples, les quatre critères exigés par l'OMS, comme conditions pour classer la planification familiale naturelle parmi les méthodes de régulation des naissances satisfaisantes, sont retrouvés. Il s'agit de l'acceptabilité, l'innocuité, la réversibilité et l'efficacité.

Ils ont choisi une méthode acceptable

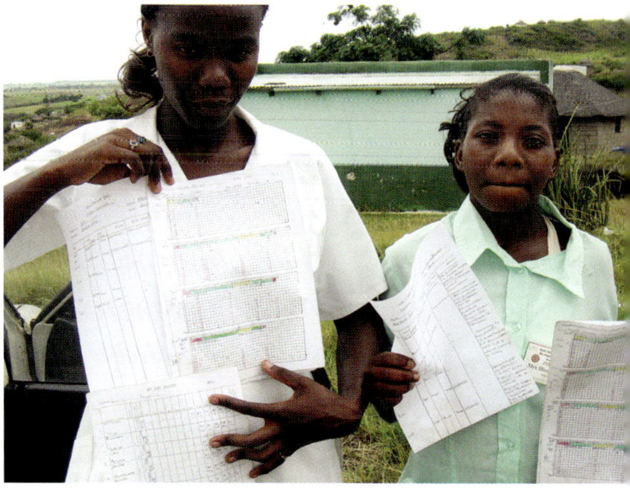

L'acceptabilité est le fait de pouvoir choisir et mettre en œuvre une méthode de manière facile, compatible avec la vie de tous les jours. L'acceptabilité des méthodes de régulation des naissances s'applique à deux domaines. Le premier est « l'acceptabilité de la méthode », le fait de pouvoir la mettre en œuvre concrètement (la gestion du thermomètre, la notation de la glaire, l'interprétation des graphiques…), et le deuxième domaine est « l'acceptabilité du vécu », la compatibilité avec la vie de tous les jours, avec les absences du mari ou l'emploi du temps de chacun, les levers la nuit par exemple. L'« acceptabilité-méthode » de la planification familiale naturelle a été améliorée par la recherche scientifique et la simplification qui en a découlé. Récemment, l'informatique est venue encore faciliter sa mise en œuvre.

> Les couples ont maintenant le choix pour noter et interpréter les signes de leur fertilité entre un graphique sur papier, une notation sur un ordinateur ou sur leur téléphone portable.

L'utilisation de la planification familiale naturelle se fait de manières différentes en fonction des pays et des populations concernées. Certains programmes ont choisi les perles que l'on enfile comme pour un collier, ou des graines que l'on passe d'un récipient à l'autre.

> La planification familiale naturelle a donc cette qualité universelle : les femmes de tous les pays et de toutes conditions sont capables de s'observer. Les couples sont capables de les vivre.

Riches ou très pauvres, super diplômés ou peu alphabétisés, ces couples peuvent les mettre en pratique sous la seule condition de les apprendre auprès d'une personne compétente. Il est hasardeux de vouloir apprendre seul à partir de documents.

L' « acceptabilité-vécu » est augmentée par un suivi régulier assuré par des personnes compétentes, appelées selon les pays « éducateurs » ou « moniteurs ». Les couples témoignent de leur satisfaction d'avoir été guidés par un moniteur. Si les moyens de suivi pour la planification familiale naturelle sont adaptés aux populations et bien rodés, et donc rendent leur application acceptable, peut-on considérer la continence comme « acceptable » ? La continence imposée par l'alternance des périodes fertiles et non fertiles réduit-elle le nombre de relations sexuelles du couple ? Il est maintenant établi que les couples utilisateurs de la planification familiale naturelle ont en moyenne un nombre d'unions sexuelles tout à fait identique aux couples utilisant d'autres méthodes[3].

LA PLANIFICATION FAMILIALE NATURELLE N'ENLÈVE-T-ELLE PAS TOUTE LA SPONTANÉITÉ DES RAPPORTS SEXUELS ? LA CONTINENCE EST-ELLE UN OBSTACLE AUX RELATIONS SEXUELLES ET À LEUR SPONTANÉITÉ ?

« C'est quand on a le plus de désir que l'on ne peut pas ! »
Le couple qui utilise la planification familiale naturelle ne peut pas toujours se laisser aller à son désir de relation sexuelle pendant la période fertile. Ce qui caractérise l'homme, c'est qu'il est capable de maîtrise et qu'il donne un sens à ses actes, et en particulier à la sexualité. La maîtrise de soi est nécessaire pour être vraiment libre, c'est-à-dire capable de faire ce qui nous semble bien.
L'absence de spontanéité ne concerne que la période fertile, et non pas tous les jours du cycle. En acceptant ce compromis, le couple se donne une chance de progression et sera provoqué à découvrir d'autres modes d'expression de son amour.
Certains avancent des arguments biologiques au désir plus fort en période fertile. Mais le désir n'est pas lié qu'aux hormones. On constate par exemple que le désir ressenti par la femme et celui ressenti par l'homme sont en accord à la fin de la période de continence, où chacun est heureux de retrouver l'autre après un temps de séparation. La nécessaire maîtrise de soi et l'obéissance aux rythmes de la fertilité du couple revalorisent l'acte sexuel et évitent sa banalisation.
Grâce à la joie des retrouvailles, la continence permet de concilier le « Je veux une relation sexuelle et je ne veux pas attendre » de l'un avec le « Je n'ai pas envie maintenant » de l'autre. L'alternance des périodes fertiles et infertiles donne alors le rythme des unions et répond à ces deux tensions, économisant ainsi au couple l'éventuelle difficulté d'une inadéquation des désirs de l'un par rapport à l'autre.
« J'aime la méthode parce que je n'ai plus besoin de dire "non" à mon mari, c'est notre fertilité qui s'en charge[1]. »
« Quand elle est pratiquée avec une forte motivation, l'abstinence n'est pas un motif de détresse, de misère morale. Chaque mois est reconduit le désir de procréer ou non. Le corps ne doit pas être constamment à la disposition du désir sexuel[2]. »

1 Témoignage recueilli en consultation médicale.
2 Edmonde Morin, *La rouge différence*, Seuil, 1982, p. 112.

Ils ont choisi une méthode efficace

Le courage de refuser — *Élisabeth (Équateur)*

« Quand je suis entrée à l'hôpital pour donner naissance à mon bébé, les médecins ont insisté de manière disproportionnée, me proposant une ligature (des trompes), prétextant que la vie est très dure, que nous devions offrir à nos enfants tout le confort possible et que, si je refusais la ligature, je devrais repartir au moins avec une contraception. J'en ai alors parlé à mon mari qui a su me donner le courage de refuser tout cela. Je m'étais résolue à accepter les pilules pour ensuite les jeter, afin qu'ils me laissent tranquille. Nous avons alors dit aux médecins que nous allions utiliser la méthode Billings, que nous allions nous faire suivre par une personne compétente. Ils nous ont répondu que la méthode ne servait à rien parce que c'était la méthode la moins efficace. »

3 J. Stover, J. Bertrand, S. Smith *et al.*, *Empirically based conversion factors for calculating couple-years of protection*, Carolina Population Center, 2001, 32.

Nombreuses sont les critiques sur l'efficacité de la planification familiale naturelle, comme dans le témoignage précédent. C'est regrettable, car elle est fiable[4]. L'efficacité des méthodes naturelles est tout à fait comparable à celle de la contraception. En France, le taux de grossesses non planifiées de la méthode thermique est proche de 0 %, et celui de la méthode sympto-thermique (glaire et température) de 1,5 %[5]. En Allemagne, les résultats sont encore plus favorables à l'efficacité, avec un taux de grossesses non planifiées inférieur à 1 %[6].

Une piqûre pour être tranquille ?

Stéphanie et Edgardo (Mexique)

Stéphanie est mariée et le couple est utilisateur de la méthode Billings. Stéphanie a appris la méthode avec sa maman, elle-même utilisatrice. Ils habitent au Mexique. Après l'accouchement, Stéphanie invite sa mère à l'accompagner chez le gynécologue pour sa visite *post-partum*. À la question : « À quelle date dois-je prendre de nouveau rendez-vous ? », le médecin répond : « **Dans quarante jours et, à ce moment-là, je vous ferai une piqûre qui vous permettra d'être tranquille (sans souci d'une nouvelle grossesse) pendant un certain temps.** »

En effet, le Mexique est un pays où une contraception par injection intramusculaire est fréquemment proposée. L'effet contraceptif est censé durer trois mois. La maman de Stéphanie prend alors la parole : « Merci, Docteur, de tout ce que vous avez fait pour ma fille pendant sa grossesse et au moment de l'accouchement, mais nous ne pouvons pas accepter que vous lui fassiez cette piqûre. » La maman de Stéphanie est en effet une des pionnières de la méthode Billings sur le plan international. Le docteur s'est mis à rire et a déclaré : « Votre fille utilise la méthode Billings, sans cette piqûre, elle sera bientôt enceinte de nouveau ! » **La maman de Stéphanie a répondu que ce sont les parents, et donc sa fille et son mari, qui décident du nombre de leurs enfants et que ce n'est pas au médecin de le décider à leur place.** Stéphanie, en rentrant chez elle, dit à sa mère : « Maman, je ne veux pas garder ce trésor [la méthode Billings] pour nous. Je veux devenir monitrice de la méthode, afin d'aider d'autres couples à planifier leur famille de manière naturelle. » Une fois formée, Stéphanie a rejoint une monitrice en planification familiale naturelle pour enseigner la méthode Billings dans les petits villages des montagnes environnantes.

L'efficacité des méthodes naturelles repose sur une triade « observation quotidienne, notation et interprétation ». Elle est augmentée par un suivi rigoureux par les moniteurs / éducateurs.

Nos enfants ont été voulus — *Pedro et Hélène (Espagne)*

« Avec nos trois enfants, nous avons apprécié le bonheur d'une parentalité consciente et préparée. Même si nous aurions accepté avoir un jour la surprise d'une grossesse non attendue, dans notre cas, nos trois enfants ont été "préparés" et voulus, en utilisant les méthodes naturelles. Grâce à ces méthodes, nous savions quels jours nous pouvions devenir parents et tenter de concevoir un enfant. Cela a été une très belle expérience, préparée dans les moindres détails, pour célébrer cet événement. Pour notre famille, le fait de jouir de la tranquillité d'esprit et de la paix de savoir que nous avons les enfants que notre santé nous permet d'accueillir et de faire grandir est ***un cadeau exceptionnel****. »*

4 B. Watrigant-Müller, « Les trois temps du cycle féminin – Observer pour comprendre et prescrire », thèse de doctorat en médecine, Lyon I, 2003.

5 R. Ecochard, F. Pinguet, I. Ecochard, R. De Gouvello, M. Guy, F. Guy, « Analyse des échecs de la planification familiale naturelle », Contracept. Fertil. Sex. 2, 4:291-296, 1998.

6 P. Frank-Herrmann, J. Heil, C. Gnoth, E. Toledo, S. Baur, C. Pyper, E. Jenetzky, T. Strowitzki, G. Freundl, *The effectiveness of a fertility awareness based method to avoid pregnancy in relation to a couple's sexual behaviour during the fertile time: a prospective longitudinal study*, Hum. Reprod., 22, 5:1310-1319, 2007.

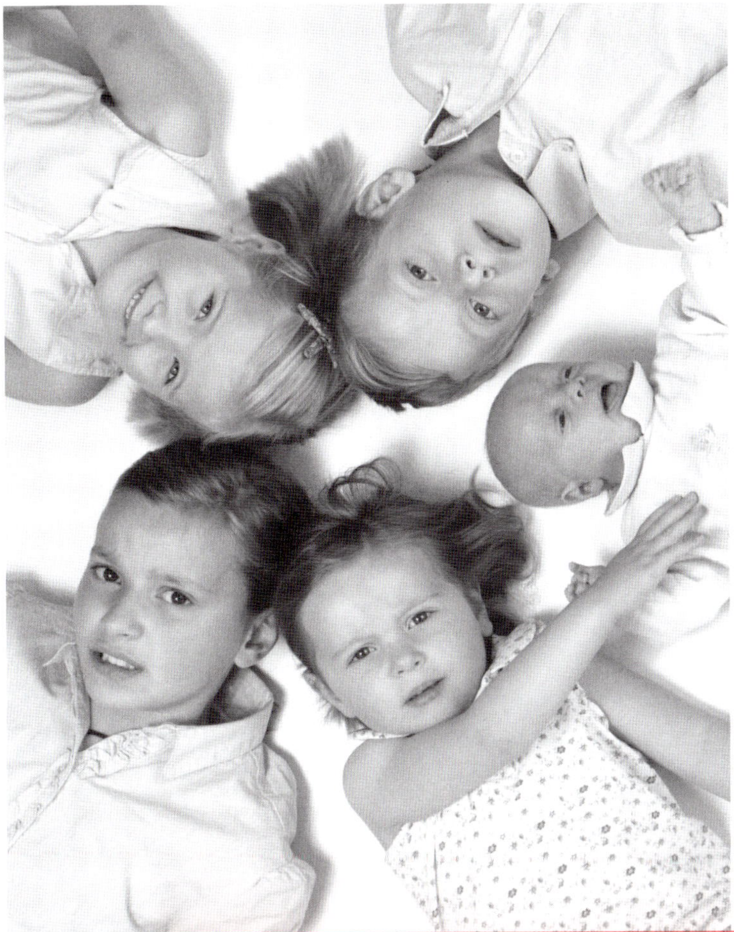

POURQUOI LES UTILISATEURS DES MÉTHODES NATURELLES ONT-ILS PLUS D'ENFANTS QUE LA MOYENNE ? EST-CE UN SIGNE D'INEFFICACITÉ ?

L'enfant est très présent dans la pensée d'un couple qui choisit de ne pas mettre sa fertilité de côté et de plutôt s'en émerveiller. C'est le cas des couples utilisateurs des méthodes naturelles. En effet, ces couples préfèrent ne pas modifier leur potentialité de procréation, en acceptant de vivre une continence en période fertile lorsqu'ils ne souhaitent pas concevoir d'enfant. De ce fait, ils ont souvent plus d'enfants que la moyenne générale.

Ce n'est pas un problème d'efficacité, car, on l'a vu, de nombreuses études ont prouvé le contraire.

Par contre, certains couples utilisateurs des méthodes naturelles n'ont pas osé se faire aider, d'autres n'ont pas bien perçu l'importance de l'apprentissage avec quelqu'un de compétent, pour être vraiment à l'aise avec l'observation et l'interprétation des signes de fertilité.

Certains couples utilisateurs se « débrouillent » tout seuls, « en bricolant ». Dans ces cas, ce ne sont pas les méthodes naturelles qui sont en cause, mais leur choix de ne pas se faire conseiller. Et, pourtant, certaines enquêtes classent les grossesses non planifiées de ces couples dans la catégorie des « échecs des méthodes naturelles ». Ceci fausse les résultats.

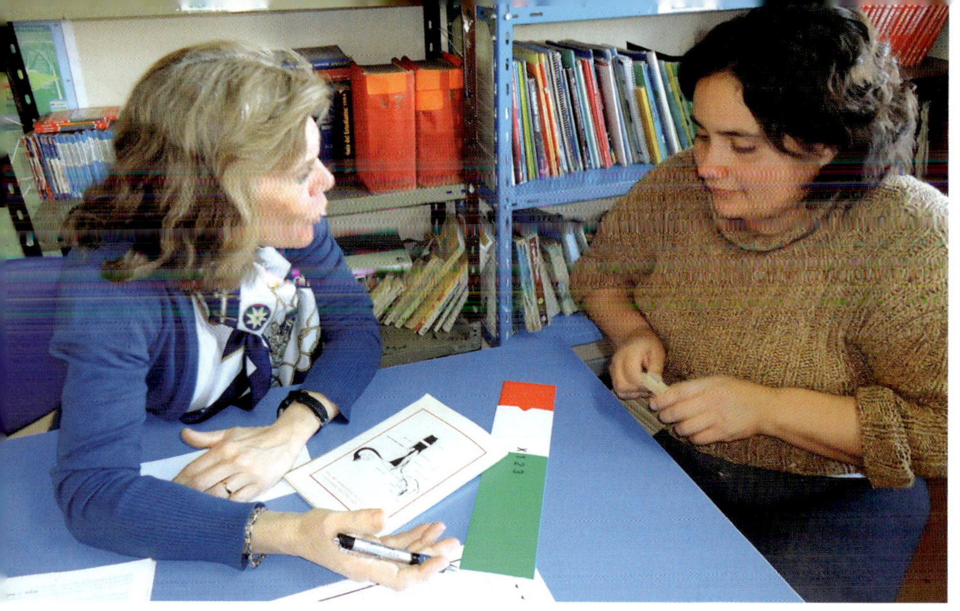

Ils ont choisi une méthode scientifique

La planification familiale naturelle est parfois choisie parce qu'elle est scientifique. Les méthodes naturelles reposent en effet sur des bases scientifiques qui ont été publiées dans de grandes revues médicales. Ces nombreux articles sont reconnus par la communauté scientifique, ils sont souvent cités. 924 articles scientifiques sur la planification familiale naturelle sont listés sur le site Internet de la Librairie nationale de médecine des États-Unis d'Amérique[7].

Et, pourtant, les méthodes naturelles continuent d'être rejetées par certains avec, comme argument fallacieux, la prétendue « absence de fondements scientifiques », ce qui est étonnant, sachant que tant de publications les ont décrites et validées ! Ainsi, par ignorance, les méthodes naturelles ne sont pas, ou mal, enseignées dans les universités médicales, ce qui crée une grande incompétence chez les médecins et les gynécologues.

Bénéfique pour notre mariage — *Paul et Antoinette, 28 ans de mariage (Canada)*

« Avant notre mariage, mon futur mari a suggéré que nous consultions Serena pour apprendre la planification familiale naturelle par une méthode sympto-thermique. Nous étions contents que ce soit en accord avec notre foi. Nous avons apprécié ***leur énorme quantité de connaissances scientifiques****, qui forment les fondements de la méthode. La planification familiale naturelle par Serena a été très bénéfique pour notre mariage comme un mode de vie, pendant toutes les périodes que nous avons traversées – allaitement, périménopause. »*

Des bases scientifiques solides — *Manuel et Paula, 25 ans de mariage (Canada)*

« Au début de 1998, nous avons été invités à un cours de planification naturelle sur la méthode d'ovulation Billings. Les raisons qui nous ont aidés à prendre la décision d'aller apprendre cette méthode étaient le facteur de la santé et des raisons morales. Ma femme était hésitante pour ce choix ; nous avions alors 3 enfants de 9, 15 et 20 ans. Nous ne souhaitions pas d'autres enfants. Le fait que ce soit une méthode inconnue de nous rendait ma femme suspicieuse et craintive par rapport à une éventuelle grossesse non désirée. Nous avons suivi l'enseignement et, progressivement, nous avons pris confiance dans cette méthode. Nous avons compris qu'elle avait ***des bases scientifiques solides****. »*

7 Medline, requête « *Natural family planning* », fin 2014.

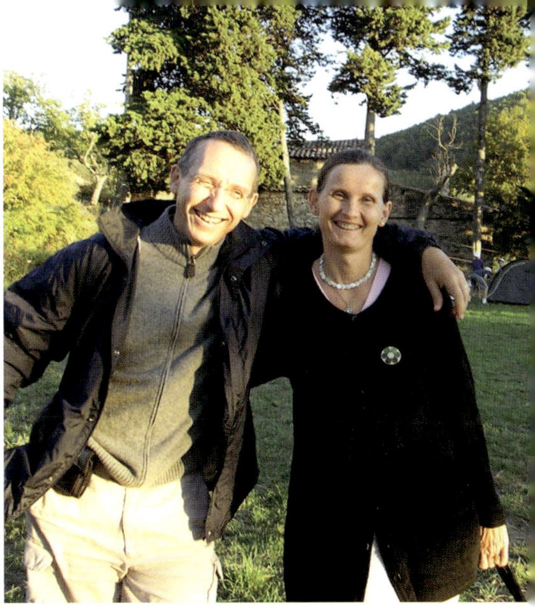

Ils ont choisi une méthode réversible et sans danger pour la santé

L'absence d'effet négatif sur la santé est une qualité qui a toujours été reconnue aux méthodes naturelles. En effet, les méthodes naturelles n'ont aucun effet secondaire pour la femme. Elles n'ont aucune toxicité.

Meilleures pour la santé, pas d'effet secondaire — *Isabelle (Espagne)*

« Cela peut sembler superficiel, mais d'un point de vue économique, nous n'avons jamais eu à dépenser d'argent dans des produits chimiques, et ma santé s'en est également ressentie : en effet, les méthodes naturelles ne comportent pas d'effet secondaire. De fait, lors de notre dernière visite chez le gynécologue, après la troisième naissance, le médecin a fait référence aux risques d'avoir un autre enfant, compte tenu de mes problèmes de santé, et nous a demandé ce que nous comptions faire pour éviter cela. Nous lui avons parlé des méthodes naturelles et il nous a lui-même recommandé leur utilisation, car elles sont meilleures pour la santé que les pilules. »

De plus, elles sont bien entendu réversibles ! On distingue deux types de réversibilité aux méthodes de régulation des naissances en général : la réversibilité biologique, qui est la capacité à retrouver la fertilité antérieure après l'arrêt de la méthode, et la réversibilité psychologique, qui concerne le désir d'enfant.

La réversibilité biologique des méthodes de contraception est parfois imparfaite : des couples ont des difficultés pour concevoir après l'arrêt de leur contraception. Ce n'est pas le cas à l'arrêt des méthodes naturelles : la réversibilité biologique des méthodes naturelles est une évidence. Elle est totale. La réversibilité psychologique est plus faible pour la contraception que pour les méthodes naturelles. Le couple semble fragilisé par la contraception dans ses convictions concernant l'accueil de la vie. En utilisant la contraception, le couple a écarté un moment avec force la fertilité.

La contraception modifie le désir d'enfant, les méthodes naturelles ne l'entament pas.

En effet, les enquêtes montrent que les couples utilisant la contraception ont en moyenne un enfant de moins que ce qu'ils avaient initialement prévu[8].

8 F. Charvet, *Désir d'enfant, refus d'enfant*, Stock, 1980.

ILS ONT CHOISI LA PLANIFICATION FAMILIALE NATURELLE PARCE QU'ELLE EST UN ART DE VIVRE

L'art de vivre est souvent évoqué comme critère de choix de la planification familiale naturelle. Cette réflexion repose sur les sciences humaines, en particulier sur la psychologie. Les scientifiques ont étudié les bénéfices de la planification familiale naturelle pour la relation et l'amour du couple. L'utilisation des méthodes naturelles augmente le dialogue et la tendresse dans le couple. Nous allons voir de nombreux témoignages à ce sujet.

Le bonheur conjugal — *Joseph Tran Van (Viêtnam)*

« "L'attente" dans la période fertile ne fait qu'augmenter le bonheur conjugal du couple. De plus, le fait d'être sûr de "ne pas tomber enceinte" quand on ne le souhaite pas et de savoir que la santé du couple est parfaitement "saine et sauve" ajoute une tranquillité. »

ILS ONT CHOISI LA PLANIFICATION FAMILIALE NATURELLE QUI SAUVEGARDE LE SENS DE LA SEXUALITÉ

Le sens de la sexualité

La planification familiale naturelle a une particularité qui lui est propre : elle ne modifie à aucun moment la nature de l'acte sexuel. Cet aspect fondamental éclaire la planification familiale d'un jour nouveau.

Cette planification familiale est naturelle parce qu'elle permet au couple de choisir le moment de la venue de ses enfants, sans avoir à dissocier le lien entre amour et procréation[9]. C'est son fondement essentiel. C'est ce qu'exprime le mot « naturel[10] ».

Ce qu'il y a de plus beau dans l'acte conjugal — *José (Espagne)*

« En raison de l'état de santé de ma femme (problèmes articulaires), on nous a annoncé que nous ne devions pas concevoir pour l'instant. Grâce à cette connaissance (planification familiale naturelle), nous avons disposé d'un outil nous permettant d'adapter notre vie conjugale, en matière d'actes conjugaux, de sorte qu'il n'y ait pas de clivage artificiel entre l'union et la procréation. Nous avons ainsi pu découvrir clairement ce qu'il y avait de plus beau dans l'acte conjugal, c'est le fait qu'il comporte la possibilité directe et immédiate d'un résultat procréatif. En l'absence de cette possibilité (et même s'il existe un motif sérieux justifiant le recours à une contraception), l'acte sexuel perd une grande partie de son émouvante motivation : il devient tout à fait bancal. »

9 I. Ecochard, « Comparer pour comprendre – Deux anthropologies s'affrontent à propos de la planification familiale », mémoire de maîtrise des sciences de la famille, Lyon, 2003. (Disponible sur linkcommittee.free.fr/link/commun/doc.php?numdoc=1079)

10 Le terme « naturel », utilisé dans l'expression « les méthodes naturelles », n'est pas à comprendre dans un sens écologique, c'est-à-dire sans artifice, sans produits chimiques. Elles sont appelées naturelles car elles sont conformes à la nature profonde de l'homme, et conforme à la nature de l'acte sexuel lui-même appelé à exprimer la vérité du don mutuel des personnes qui est communion d'amour et ouverture à la vie.

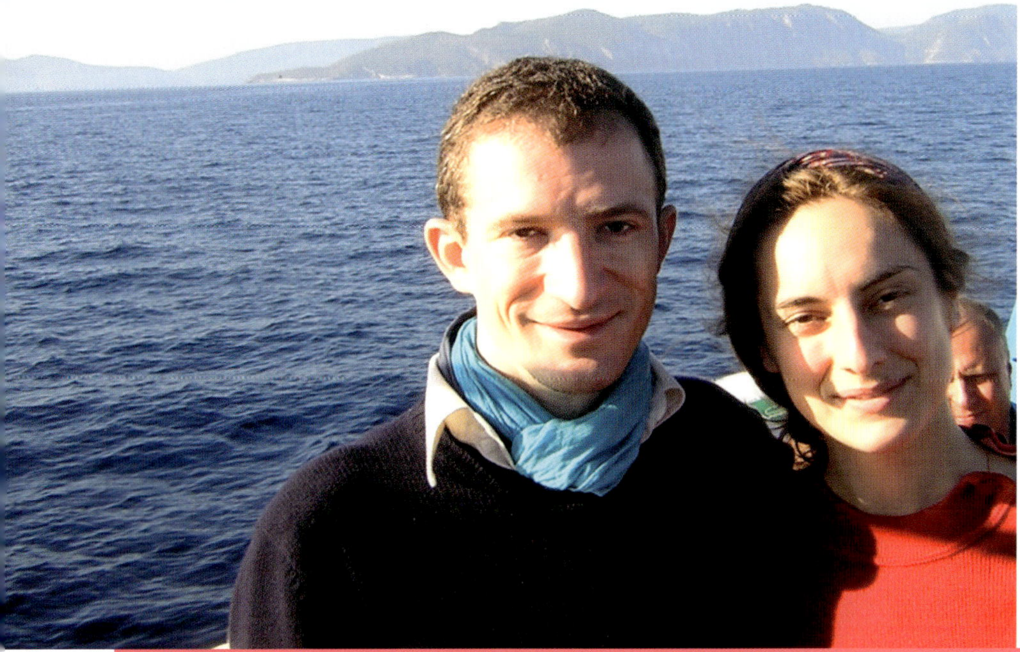

EN UTILISANT LES JOURS INFERTILES DU CYCLE, ON N'ALTÈRE PAS LE CYCLE, ET ON RESPECTE LE DOUBLE SENS DE L'UNION INTIME CONJUGALE, À SAVOIR LA COMMUNION D'AMOUR AU SEIN DU COUPLE ET LA POSSIBLE PROCRÉATION. ON GARDE DONC LE SENS DE LA PROCRÉATION, MÊME EN PÉRIODE INFERTILE, MÊME SI, DE FAIT, CETTE PROCRÉATION SERA INOPÉRANTE PENDANT LA PÉRIODE INFERTILE.

Il n'en va pas de même avec la pilule, qui, en bloquant le cycle, rend impossible la conception d'un enfant, ce qui va dissocier les deux sens de la relation sexuelle. Seule est conservée la communion amoureuse du couple, la possible procréation étant évacuée, mise de côté.

L'intention de la contraception et de la planification familiale naturelle semble donc la même, à première vue : différer une naissance de manière responsable. Mais le moyen n'est pas le même :

- d'un côté, avec la planification familiale naturelle, il y a respect de la manière dont nous sommes créés, avec notre fertilité, don de Dieu, partie intégrante de notre personne, et qui n'est pas une maladie à traiter. Le couple utilise les périodes non fertiles sans mettre de côté sa fertilité ; le sens profond de chaque acte sexuel est respecté. Le couple adapte sa sexualité à sa fertilité, qu'il accueille comme un don ; et il peut à tout moment du cycle changer de projet et s'orienter vers l'accueil de l'enfant ;
- de l'autre côté, avec la contraception, il y a action sur le corps et la fertilité de la femme, par sa mise en veille, et le couple ne conserve pas à chaque relation sexuelle le sens de procréation possible. Le couple adapte alors sa fertilité à sa sexualité et s'érige un peu en « maître » de sa fertilité. Il s'habitue à agir contre la conception d'un enfant.

Dans le premier cas, la planification familiale naturelle, en raison de la continence qu'il accepte, le couple vitalise son amour en développant des valeurs de respect, tendresse, dialogue, maîtrise de soi et créativité.

Par contre, avec la contraception, le couple a la possibilité d'une union à tout moment du cycle et le couple prend le risque d'une monotonie qui, à la longue, peut rendre les époux moins attentifs l'un à l'autre.

Nous avons parfois une vision un peu trop « biologiste » de la sexualité avec une succession d'étapes qu'il faudrait franchir pour arriver à un épanouissement personnel.

La planification familiale naturelle préserve le trésor du lien entre union et procréation, entre amour et vie, contenus dans l'union intime.

En toutes choses, amour et vie sont liés

Amour et vie sont unis dans toute la création, de façon aussi essentielle que neutron et proton sont unis dans l'atome. L'amour, le fait de prendre soin permettent à la vie de se développer : prendre soin de la nature, jardiner, cultiver permettent aux plantes de trouver leur plein essor ; prendre soin d'un enfant lui permet de grandir dans la sérénité ; etc.

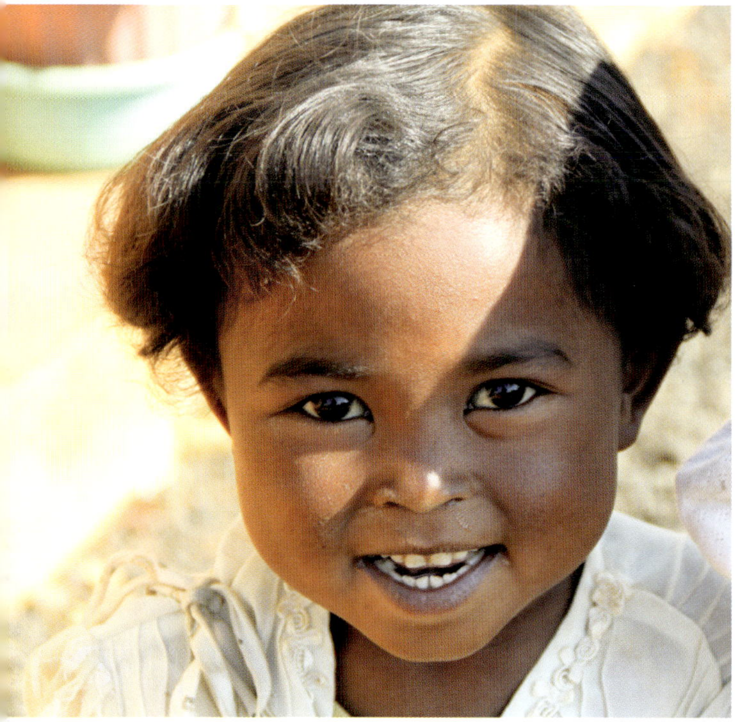

De la même manière, la vie a besoin de l'amour pour se développer.

La vie quotidienne nous révèle que nous avons besoin d'amour, de sécurité et de fidélité pour nous épanouir. C'est vrai pour les enfants, mais c'est aussi vrai pour les adultes. À tous les âges de la vie, nous avons besoin d'être respectés et aimés pour être heureux.

La vie familiale est bien différente de la vie sociale : dans notre vie sociale, un contrat suffit pour donner un cadre à nos relations. Ce contrat fixe les règles de bonne conduite entre l'acheteur et le vendeur, l'employeur et l'employé… En famille, nous avons besoin de beaucoup plus qu'un contrat : nous avons besoin d'un climat de confiance totale. C'est ce qui est exprimé par le mot alliance : l'homme et la femme font alliance lors du mariage, ils se donnent totalement et pour toujours.

La vie humaine se développe harmonieusement dans l'alliance. De la même manière, accueillir un enfant dans un climat de sécurité et d'amour apparaît comme « le » bon contexte pour la transmission de la vie. Il est frappant de constater que la transmission de la vie humaine se fait dans l'acte par lequel nous nous exprimons notre amour, corps et esprit : l'union intime.

Le lien entre amour et vie dans l'union intime conjugale

Le lien entre amour et vie trouve son sommet dans l'union intime conjugale. C'est l'union intime par laquelle les époux s'expriment mutuellement leur amour qui transmet la vie humaine. Ainsi, le lien entre amour et vie dans l'union intime conjugale relie l'alliance (des époux et de leurs familles) et la filiation (descendance des parents, filiation des enfants).

L'union intime conjugale est donc le geste fondateur de l'arbre généalogique.

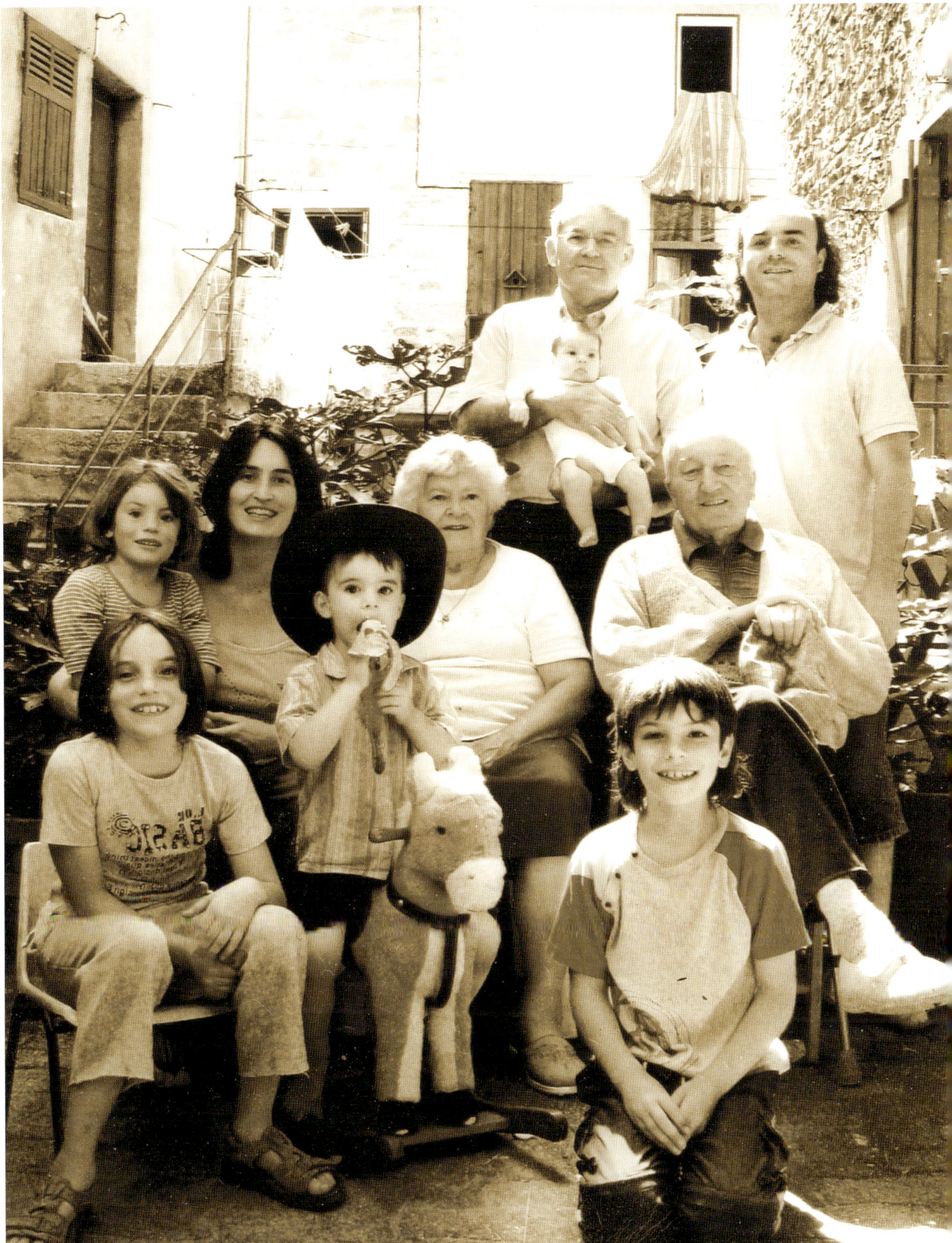

LA RELATION SEXUELLE EST UN ACTE D'UNION ET DE PROCRÉATION. AINSI, PAR SA NATURE, LA RELATION SEXUELLE EST UNION-ALLIANCE, ET PROCRÉATION-TRANSMISSION DE LA VIE.

La nature de l'acte sexuel, qui associe si étroitement l'union et la procréation, nous invite donc à ne pas séparer activement ces deux caractéristiques fondamentales par une contraception, mais au contraire à privilégier une méthode de planification familiale naturelle, qui garde ces deux dimensions dans chaque relation sexuelle.

Cependant, en voulant garder ces deux dimensions de l'acte sexuel et donc cette « ouverture à la vie », ne s'expose-t-on pas à une attitude extrême : d'un côté, à ne pas planifier ses grossesses en laissant faire la nature ; de l'autre, à tout vouloir planifier et maîtriser à l'aide de ces méthodes naturelles et ainsi à se fermer finalement à la vie ?

Être ouvert à la vie signifie en fait sauvegarder la capacité de concevoir, qui est contenue dans l'union intime des conjoints. En effet, la relation sexuelle a deux significations, c'est un acte d'amour et un acte de procréation. Une méthode « ouverte à la vie » est donc une méthode qui permet de garder à la relation sexuelle ces deux sens. Les deux finalités de la relation sexuelle (amour et procréation) sont alors pleinement respectées, elles ne sont jamais dissociées.

Dans le sens commun, « ouvert à la vie » signifie accueillir des enfants. C'est ce qu'expriment les textes d'échange des consentements entre nouveaux époux pour le mariage civil et le mariage religieux. Dans ce sens, tout couple qui accepte d'accueillir des enfants est « ouvert à la vie », la présence des enfants dans sa famille le prouvant.

Au cours de la vie des époux, être ouvert à la vie, dans le sens des méthodes naturelles, ira plus loin. Être ouvert à la vie ne veut pas dire qu'il faut choisir une méthode moins efficace que les autres. Cela ressemblerait à une méthode « ouverte au hasard ». Cela ne veut pas dire non plus que s'exposer à des grossesses non planifiées reflète en soi une « ouverture à la vie », ni que le choix d'une méthode efficace est signe d'une « fermeture à la vie ».

« Voir dans l'inefficacité de certaines méthodes naturelles l'équivalent de l'ouverture à la vie dont parle *Humanae vitae*, c'est commettre un lourd contresens, aux conséquences graves[1]. »

L'« ouverture à la vie » se comprend dans le cadre de la paternité responsable. La paternité responsable, telle que la définit l'Église catholique, invite les époux à une réflexion adulte face à leur pouvoir de procréer. « Pour de justes raisons, les époux peuvent vouloir espacer les naissances de leurs enfants. Il leur revient de vérifier que leur désir ne relève pas de l'égoïsme, mais est conforme à la juste générosité d'une paternité responsable[2]. » Les époux sont invités à une fécondité généreuse et réfléchie. « Généreuse » n'est pas seulement une question de nombre d'enfants. Ce n'est pas seulement avoir une famille nombreuse, mais plutôt une invitation à se protéger contre notre égoïsme.

« Réfléchie » signifie que le choix de la venue d'un enfant, ainsi que de leur nombre, doit tenir compte des situations concrètes. Il est important que, dans la décision de concevoir ou non un enfant, chacun soit respecté, les parents et les enfants déjà conçus, afin que la vie de la famille garde un caractère harmonieux. La décision doit tenir compte des conjonctures du moment. « Ils [les époux] prendront en considération à la fois leur bien et celui des enfants déjà nés ou à naître, ils cerneront les conditions aussi bien matérielles que spirituelles de leur époque et de leur situation[3]. » La paternité responsable propose aux époux de s'inscrire dans une vision globale du couple et de sa vocation face au Créateur.

Le couple qui ne souhaite pas ou plus d'enfant est cependant ouvert à la vie si, dans son dialogue amoureux, il garde dans son cœur le souvenir de la possible transmission de la vie de ses unions intimes et ne pose pas d'acte opposé à cette transmission par une contraception. Alors, chaque relation sexuelle garde son sens procréateur. Le couple ne modifie pas l'ordre établi par Dieu créateur[4].

Le couple avec une famille nombreuse et qui utilise la pilule n'est pas vraiment « ouvert à la vie » au sens où l'entend l'Eglise, parce qu'il a choisi une méthode qui sépare acte d'amour et acte de procréation. La notion d'enfant est ôtée de chaque relation sexuelle.

1 G. Cottier, *Défis éthiques*, éditions Saint Augustin, 1996, p. 155.

2 Catéchisme de l'Église catholique, 2368.
3 *Gaudium et spes* 51, 3.
4 *Humanae vitae*, 7.

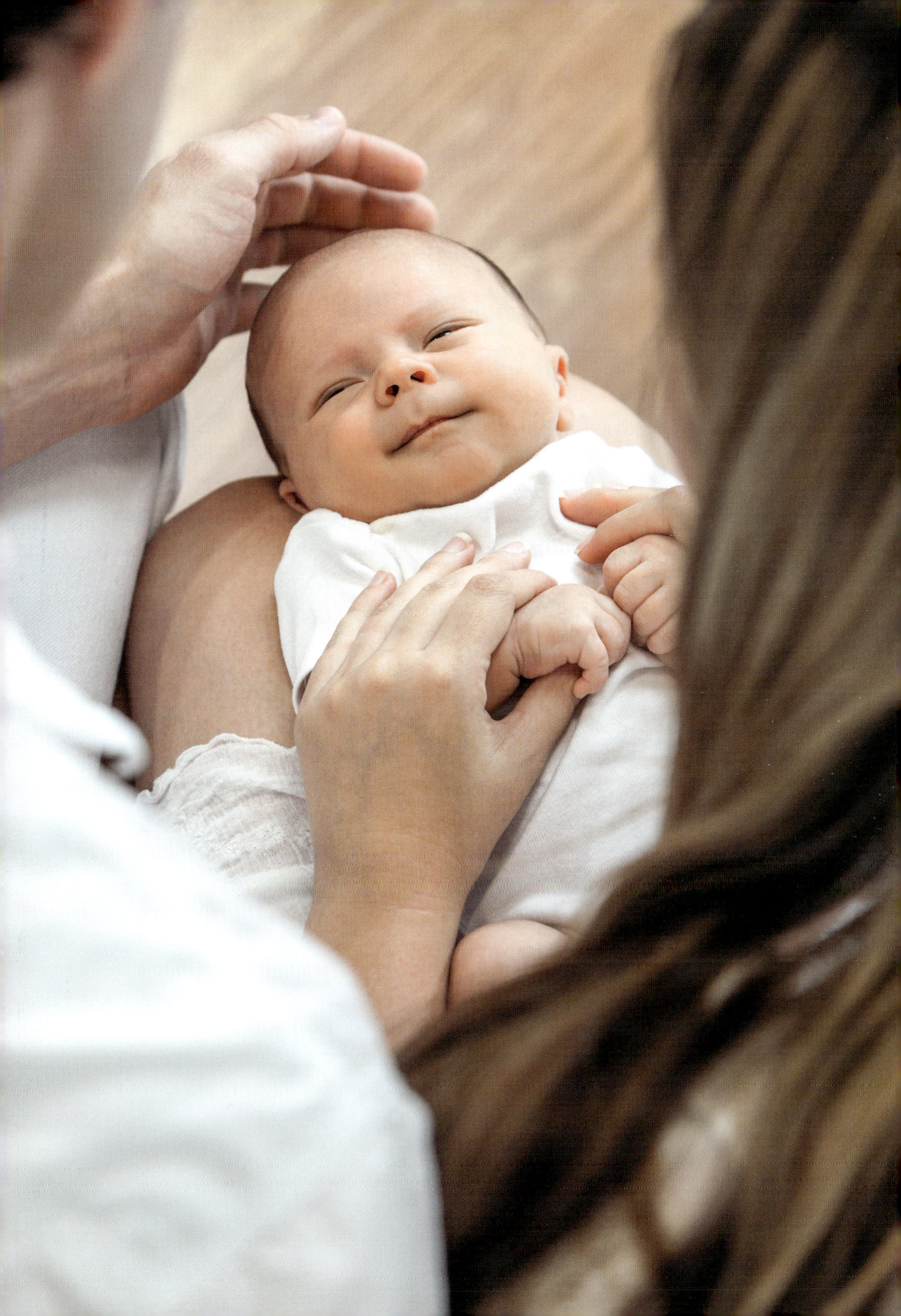

Gardant unis amour et vie, les méthodes naturelles permettent au couple de cheminer à la ressemblance de Dieu

Dieu est Trinité, Communion d'Amour, qui donne la Vie. Ce lien entre Amour et Vie dans le Cœur de Dieu se reflète dans l'union intime où le couple vit sa « communion ». L'union intime devient le reflet du lien entre amour et vie, unis dans le Cœur de Dieu. Dieu est présent au sein de l'amour des époux qui ne font qu'une seule chair : notre « corps conjugal » est le temple de l'Esprit. Ainsi Dieu se donne-t-il à voir dans l'union intime conjugale. Quand nous aimons vraiment, cet amour est élevé au rang de témoin de son Amour pour que le monde Le connaisse !

Garder l'union intime telle que Dieu nous la propose, c'est suivre un chemin qu'Il nous indique.

La cantate de Bach

Dieu attend de nous simplement un « oui » : Il nous accueille comme nous sommes, pardonne nos échecs. Il nous donne sa force pour cheminer vers Lui. C'est ce qu'Il fait tout particulièrement dans l'union intime conjugale. Dieu nous donne une « partition et nous invite à la mettre en musique » !

Imaginons une chorale qui décide de chanter une cantate de Bach. Tous les membres de la chorale se réjouissent : ce sera merveilleux ! Après quelques répétitions, trouvant un passage trop difficile, certains décident de changer la partition pour éviter les difficultés. Mais, très vite, ils sont désenchantés : la difficulté n'est plus là, mais l'enchantement non plus ; le chant a perdu sa beauté. C'est bien souvent le cas pour la régulation des naissances : la contraception se propose comme une solution pour diminuer la difficulté. Mais la beauté de l'union intime est entamée.

Comme on l'a vu, le couple qui choisit les méthodes naturelles sait que des difficultés l'attendent. Mais ces difficultés sont comme une échelle de corde nécessaire à l'ascension de l'amour.

Ils ont choisi une méthode au service des liens familiaux

Retrouver l'humain

Bénédicte (Rép. démocratique du Congo)

Bénédicte et son mari vivent au nord-est de la République démocratique du Congo. Ils utilisent la planification familiale naturelle pour leur couple ; ils ont 4 enfants. Au fil des années et devant la très bonne compréhension du couple, l'éducatrice leur a proposé de devenir eux-mêmes éducateurs.

C'est à ce moment que la guerre éclate dans cette partie du pays, jetant des milliers de familles sur les routes. Un camp de réfugiés s'installe près de chez Bénédicte. L'aumônier du camp lui demande de s'occuper des couples. « **Ces familles ont perdu l'essentiel** », a dit l'aumônier. Dans les camps, l'homme perd l'humain : violence et suspicion sont partout, même dans les familles.

Bénédicte a donc commencé un programme auprès des couples. Ce programme contient une éducation aux valeurs familiales ; il a été calqué sur le programme mauricien qui a fait preuve de son efficacité depuis de nombreuses années.Elle décide de réunir dans un premier temps les femmes, « parce que, dira-t-elle plus tard, les hommes étaient fous de leur situation, révoltés de ne plus pouvoir vivre leur vie de famille, avoir leur maison, etc. ». Elle sait que la place de la femme est fragilisée en raison de la grande insécurité qui règne dans les camps. Les femmes ont besoin de prendre de l'assurance vis-à-vis d'elles-mêmes avant d'aborder la question pour laquelle Bénédicte a été appelée : la régulation des naissances par la planification familiale naturelle.

Lorsqu'elle les rencontre, Bénédicte s'applique à restaurer en elles l'image de la famille et du couple. « Nous sommes tout de même une famille, malgré la vie artificielle du camp. » La fertilité du couple est une richesse, elle est son bien le plus précieux. La

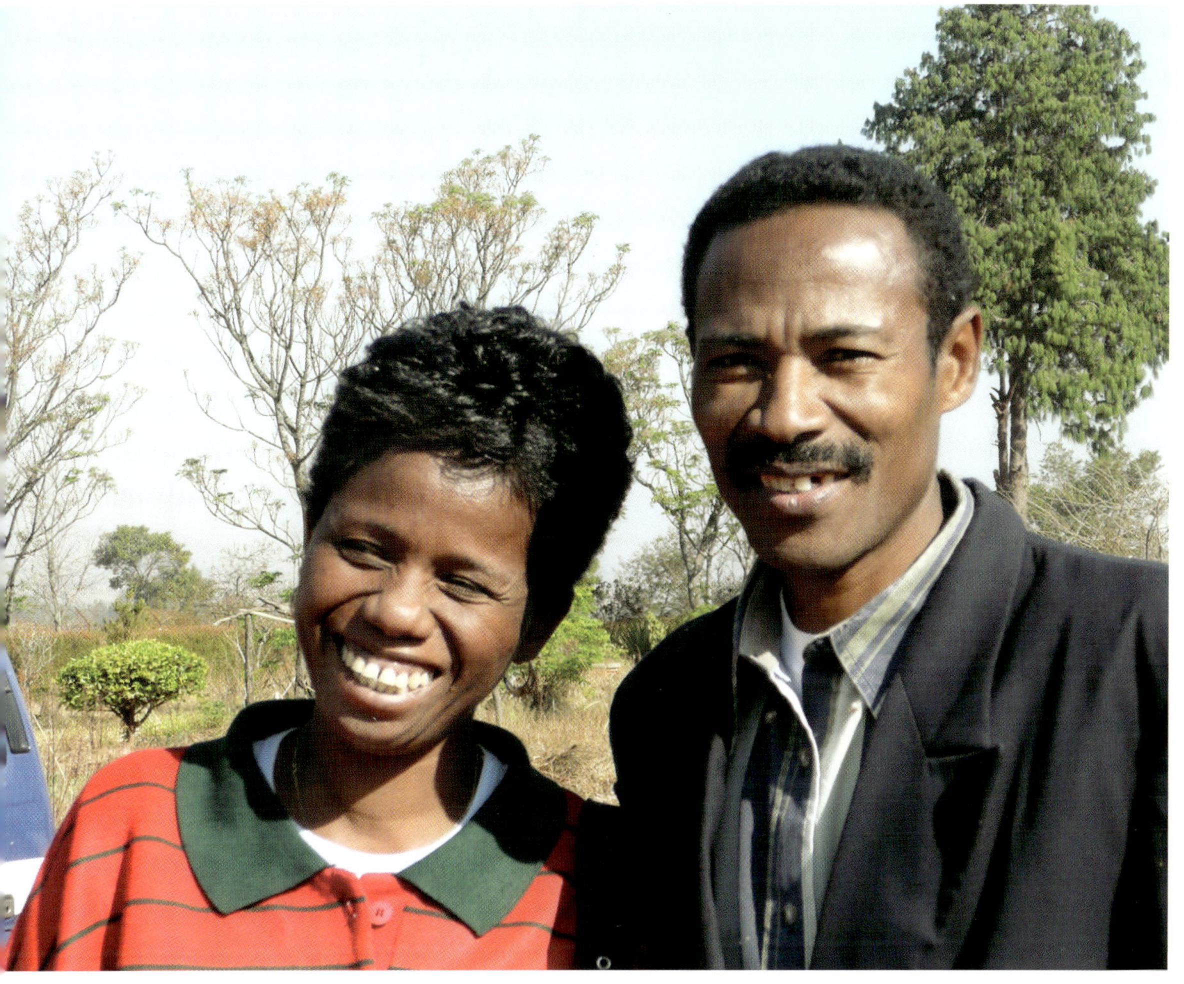

planification familiale naturelle rappelle au couple la beauté de cette fonction du corps humain ; les gestes que le couple pose pour la préserver font grandir en humanité l'homme et la femme, ainsi que l'image qu'ils ont l'un de l'autre. Avec la pilule, le dialogue n'est plus nécessaire puisque la femme est disponible à tout moment. La femme devient rapidement un objet de jouissance dans des conditions aussi rudes que celles d'un camp. **Avec la planification familiale naturelle, elle garde sa place de personne au sein du couple**. Sa dignité est sauvegardée. Bien que la continence soit parfois difficile à vivre, certains couples du camp ont choisi la planification familiale naturelle.

Les « éducateurs en planification familiale naturelle », encore appelés « moniteurs en planification familiale naturelle », proposent en effet une éducation aux valeurs familiales, à l'intérieur de laquelle la planification familiale naturelle a une place centrale. Ces valeurs sont multiples : la joie d'être ensemble, l'entraide, le chemin de croissance, l'accueil des fragilités, la bonté et la beauté de l'effort, le développement des qualités et des compétences de chacun, l'amitié partagée, la réponse aux appels à se dépasser, la solidarité pour l'entourage, etc.

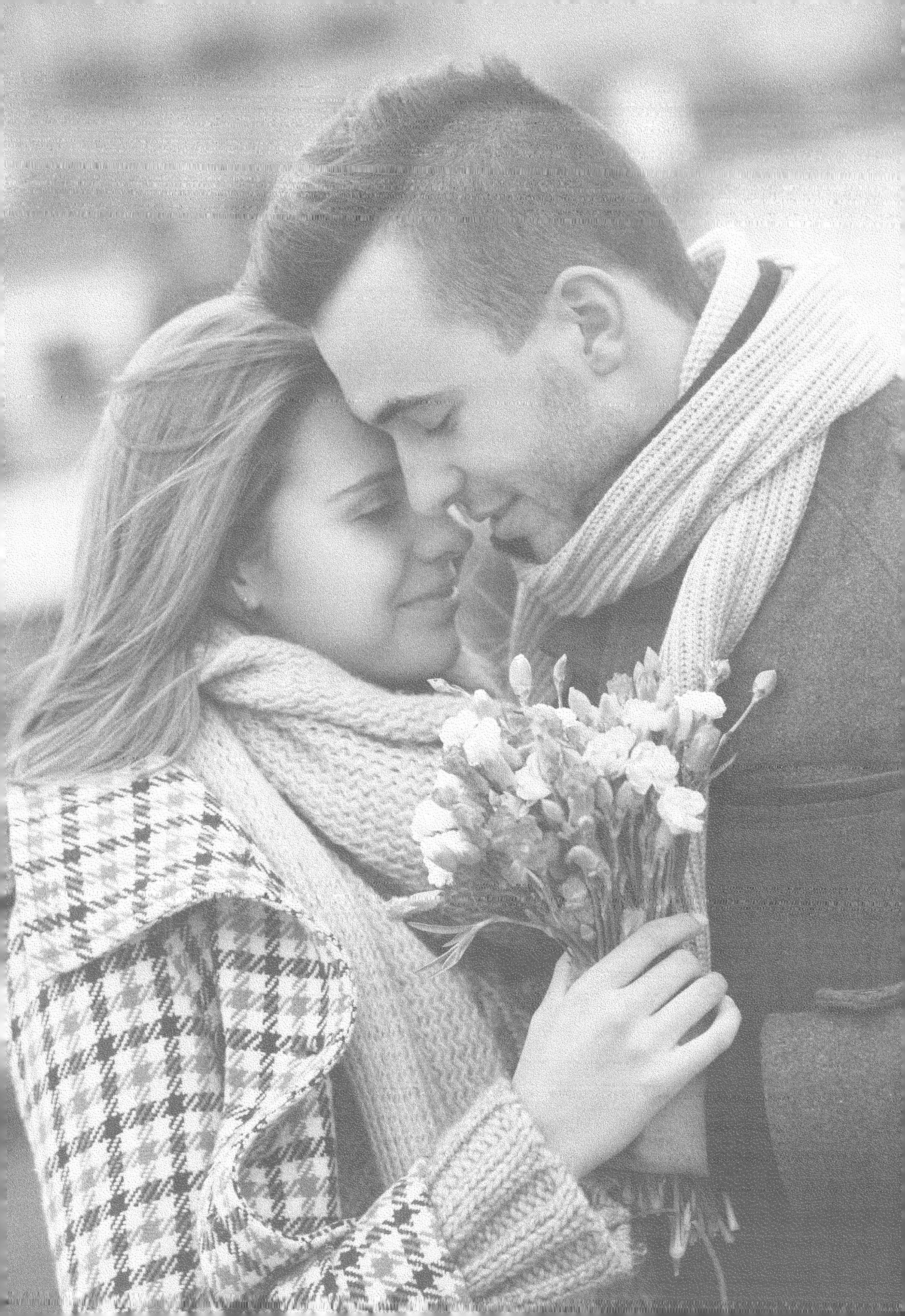

LES BIENFAITS DE LA PLANIFICATION FAMILIALE NATURELLE

Les bienfaits de la planification familiale naturelle dépassent largement son but premier qui est de permettre au couple de choisir le moment de la venue d'un enfant.

Le retentissement sur les personnes, sur leurs liens conjugaux et sur leur foi est étonnant.

Grande satisfaction — *Maria Isabelle (Équateur)*

« Je m'appelle Maria Isabelle, et voilà maintenant deux ans que vous nous avez enseigné la méthode Billings, nous sommes absolument ravis car c'est une réussite totale. Merci notamment pour l'union que vous nous avez permis d'atteindre en tant que couple. »

Dans de nombreux pays aussi, l'éducatrice en planification familiale naturelle prend en charge la totalité de la personne. L'enseignement des méthodes naturelles n'a pas pour seul objectif d'obtenir un résultat, l'absence de grossesse.

Il s'agit de s'adresser au couple, de cheminer avec lui, d'aider chacun dans un choix et une attitude qui englobent toute la personne, qui permet au couple d'accomplir son projet de vie familiale.

Ce projet contient le nombre d'enfants, mais aussi l'harmonie conjugale, la bonne entente des époux et le respect mutuel, la promotion de chacun. Les méthodes naturelles sont au service de l'amour et de la vie des époux.

Les nombreux témoignages de couples utilisateurs de la planification familiale naturelle vont illustrer cela. Ces témoignages viennent du monde entier; ils concernent tous une méthode telle que décrite plus haut. Ils ont été recueillis en général directement auprès des couples. D'autres nous ont été envoyés par des associations qui promeuvent la planification familiale naturelle dans leur pays. Ces associations sont peu soutenues, rares sont les sponsors qui les financent. Elles reposent sur la grande générosité de leurs membres. Leur vie est difficile parce qu'elles sont peu reconnues. Beaucoup d'associations de promotion des méthodes naturelles se sont fédérées pour être plus fortes et efficaces. Voici quatre exemples de fédérations, parmi d'autres : la Fédération africaine d'Action familiale, qui compte 24 associations membres réparties dans 22 pays africains, anglophones, francophones et lusophones; l'Institut européen d'éducation familiale, qui fédère les associations européennes, regroupant 36 associations de 19 pays; la World Organisation of Ovulation Method Billings (WOOMB), qui coordonne les activités Billings au niveau mondial, ayant des associations membres dans 37 pays; la ligue Couple à couple, présente sur les cinq continents…

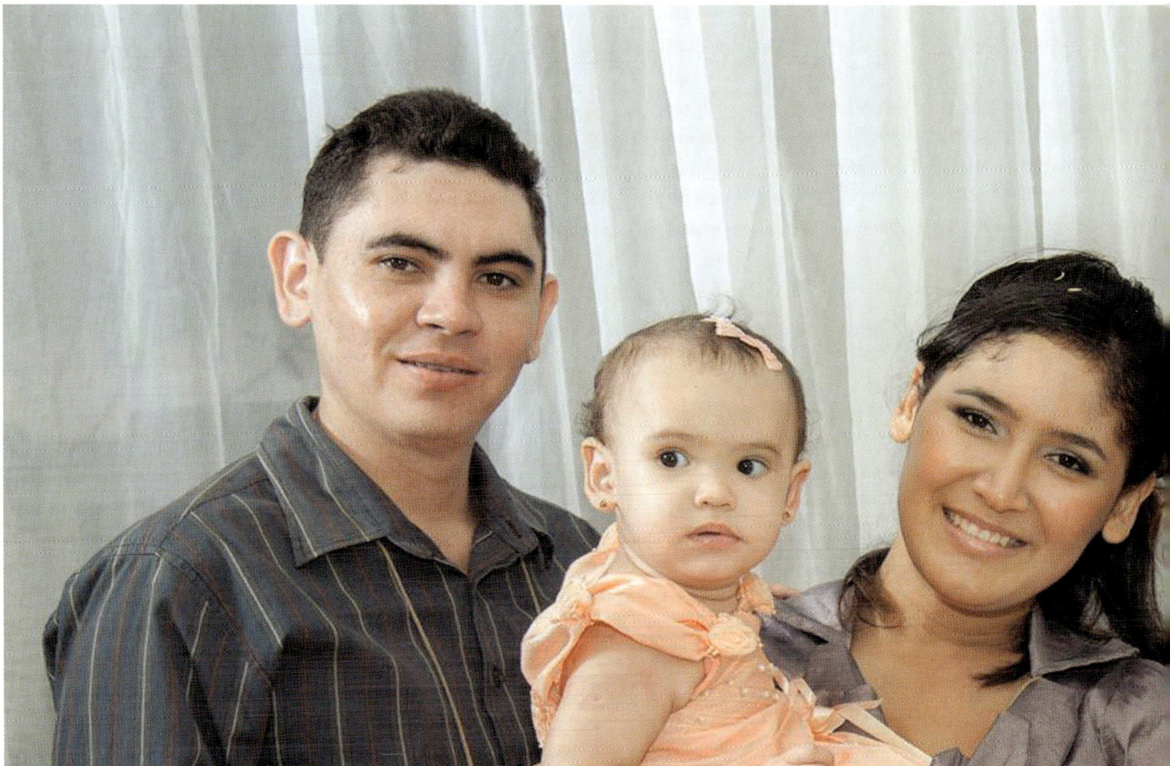

Bienfaits pour la personne

LA FERTILITÉ EST UN BIEN POUR MOI ET POUR MON ÉPOUX, UN BIEN POUR NOTRE COUPLE

La fertilité n'est pas qu'une affaire de biologie ou de médecine. Transmettre la vie est une force du couple, ce n'est pas une fonction dont il faudrait se protéger, bien au contraire.

Transmettre la vie est un cadeau offert aux époux, un cadeau pour tous les deux, un cadeau qui leur permet de participer à la création.

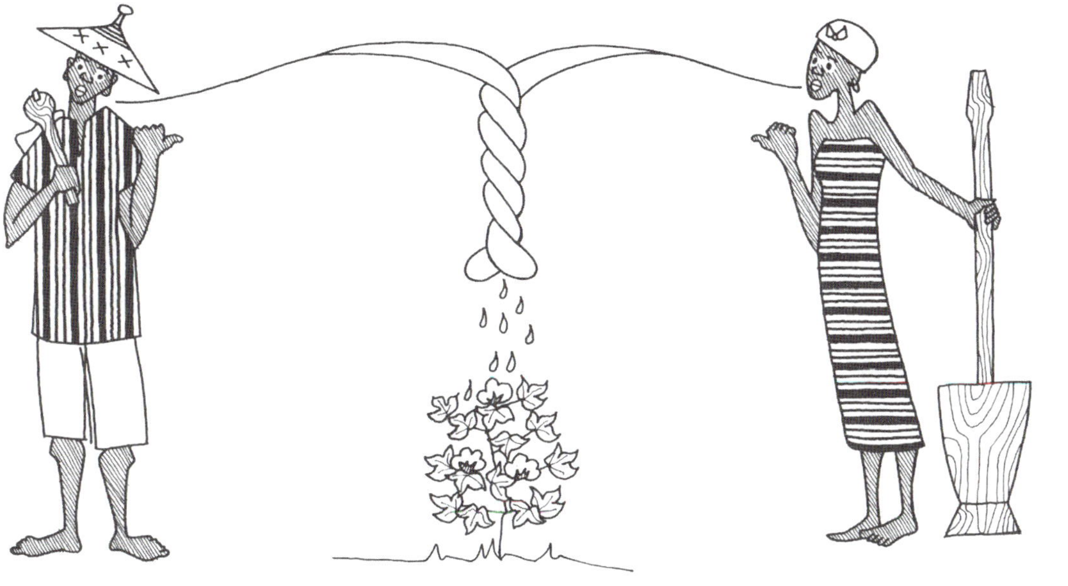

« Alors que Dieu n'a pas voulu de coopérateurs à la création du monde, il s'entoure à présent de l'homme et de la femme pour donner origine à ce qui est le chef-d'œuvre de la réalité créée : une nouvelle personne humaine[1]. »

Aimée pour elle-même

Juliette (France)

Juliette a appris à observer les signes de sa fertilité auprès d'un médecin. Après plusieurs entretiens, elle lui pose la question suivante en pleurant : « Pourquoi, quand je discute avec vous, la sexualité est-elle belle et sacrée et, quand je suis avec mes copains, devient-elle sale et dégoûtante ? » Le médecin lui répond : « La sexualité est sacrée et **la fertilité une richesse quand on considère la personne dans sa globalité,** mais si on la considère que pour ses valeurs sexuelles, alors la sexualité peut devenir quelque chose de moins beau. »

1 C. Caffara, « *Definizione filosofico-etica e teologicadella procreazione responsabile* », in *La procreazione responsabile, fondamenti filosofici, scientifici teologici*, Rome, 1984, n°8, p. 6.

VERS UNE MEILLEURE ESTIME DE SOI ET DE L'AUTRE

Observer son cycle, se former à la méthode entraînent une prise en main de soi-même qui redonne joie, fierté et estime de soi et de son conjoint, et peut rejaillir sur la vie de couple.

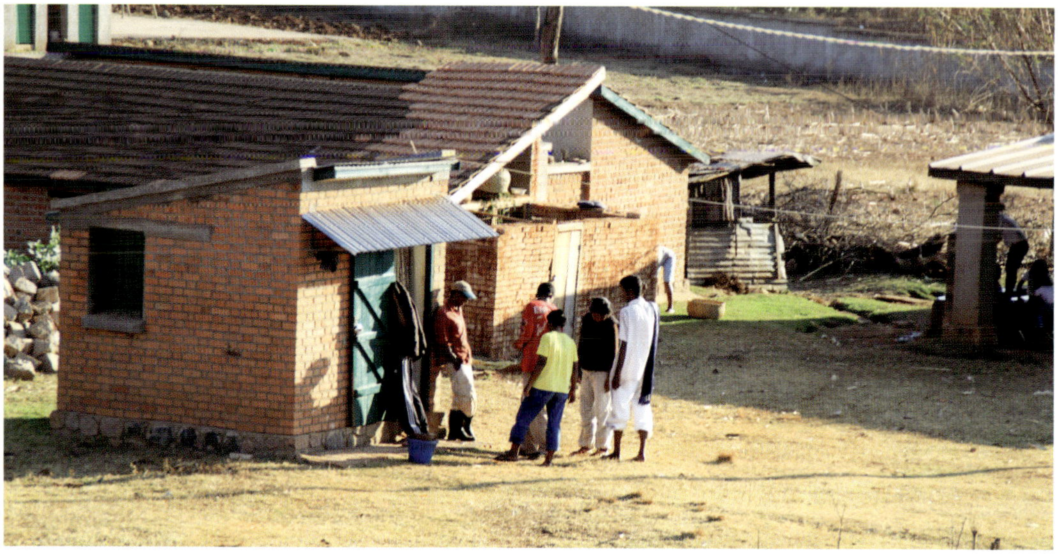

Retrouver le goût de la vie

Mauricette (île Rodrigues)

Mauricette est éducatrice en planification familiale naturelle à l'île Rodrigues. Elle habite Mont-Charlot. Dans cette région, la femme vit généralement seule avec deux ou trois enfants. Elle ne travaille pas, elle n'a que des petits boulots pour survivre. À Rodrigues, toutes les familles ont un petit lopin de terre.

Mauricette fait beaucoup de porte à porte pour proposer la planification familiale naturelle. « Quand je vois une femme mal coiffée et mal entretenue, explique Mauricette, **je sais que la planification familiale naturelle pourra l'aider**. Je l'aide à se reprendre en charge, nos entretiens touchent d'abord à tout ce qu'il y a autour de sa vie. Ce n'est qu'après plusieurs visites que je vais lui parler de planification familiale naturelle. » Mauricette assure une éducation globale de la personne.

Le médecin du quartier a signalé à Mauricette un couple en grande difficulté dont les enfants ont la gale. Lors de la première visite, Mauricette remarque la saleté de la cour et de la maison. Elle commence ses entretiens sur le thème de l'hygiène. Elle propose d'aider le couple à nettoyer la cour. Lors de la visite suivante, elle viendra avec deux autres éducatrices pour nettoyer l'intérieur de la maison. Ensemble, elles aideront le couple à ranger ses affaires. Le fils de Mauricette a fabriqué avec des planches de bois une petite table pour ranger la vaisselle. Mauricette a offert au couple des graines de giraumon pour le jardin. C'est un légume riche pour les enfants.

Ces services rendus avec dévouement ont redonné au couple le courage de s'occuper de leur famille. Leur confiance dans leur capacité à se prendre en charge est revenue, ils se sont sentis aimés.

La fertilité du couple, à travers ses enfants, a été valorisée par Mauricette lorsqu'elle a abordé la planification familiale naturelle. « **Il y a un lien entre la planification familiale naturelle et le désir de prendre soin de soi** », précise Mauricette. Le mari est encouragé dans son effort de continence lorsqu'il voit sa femme reprendre confiance en elle. « Il y a un lien entre la capacité aussi de vivre la continence et la joie de tenir sa maison. L'harmonie avec le mari et les enfants s'installe, cela fait grandir l'amour. »

Le travail de Mauricette a redonné une place dans la société à cette famille. Plusieurs couples du quartier ont demandé à rencontrer Mauricette.

VERS UN PLUS GRAND RESPECT DE LA FEMME

La capacité à procréer est plus qu'une fonction du corps humain, plus qu'être capable de respirer ou de se déplacer ! Cette capacité est constitutive de nous-mêmes. Lorsqu'un époux accepte de modifier son comportement pour respecter la fertilité de sa femme, il lui fait un beau cadeau. À l'inverse, lorsqu'un homme ne respecte pas une femme dans sa fertilité, la dignité de la femme est blessée.

Lorsqu'un couple décide d'utiliser la planification familiale naturelle, le comportement que chacun doit adopter pour la vivre est la mise en acte d'un respect profond de soi-même et de l'autre.

La dignité de la femme est maintenue jusque dans les gestes posés envers elle, la dignité de l'homme en est augmentée en retour.

Les couples qui apprennent à connaître leur fertilité en sont souvent fiers. L'homme se réjouit de la connaissance des saisons de la fertilité de son épouse. La femme se réjouit de la capacité de son mari à respecter les saisons de son cycle.

Un langage amoureux — *Peter (Canada)*

« En découvrant les secrets et les merveilles du cycle féminin, les hommes développent des attitudes de tendresse et ***un langage amoureux qui font grandir leur estime de soi, prenant ainsi une sérieuse option sur le bonheur.*** *»*

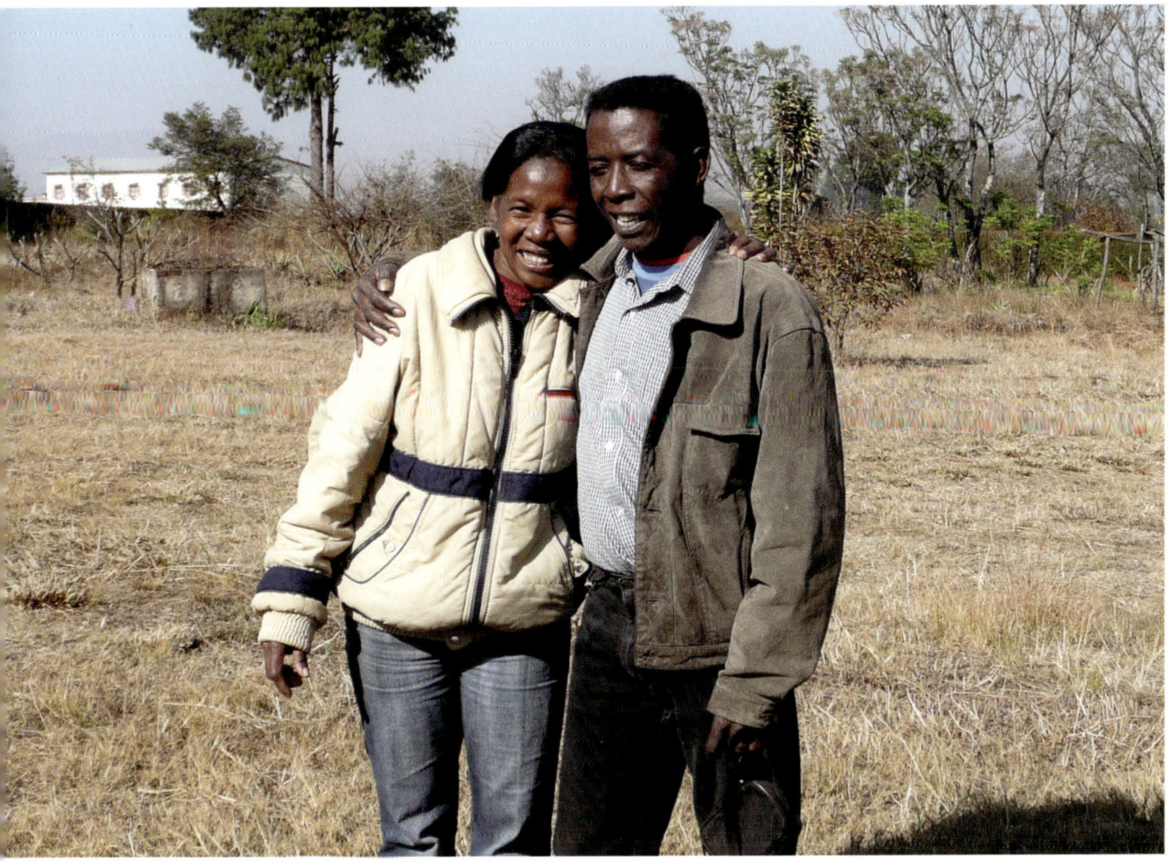

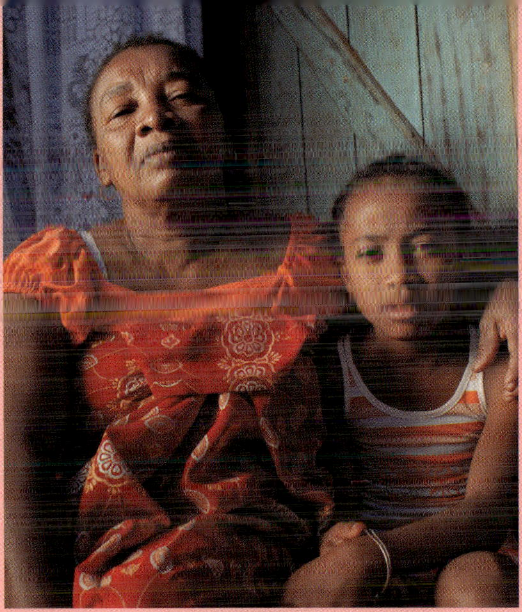

L'estime de soi

Josette (île Maurice)

La famille de Josette vit dans une des dernières « poches de pauvreté » de son pays. Le couple et ses deux enfants forment le foyer. Leur habitation est extrêmement modeste, bâtie avec des planches et un toit de tôle. Ils vivent dans une cour insalubre, sans eau courante ni électricité.

Josette est désespérée, son mari n'a pas de travail, le foyer n'a plus rien. Elle ne trouve plus la force de s'occuper de son foyer et de ses enfants. Elle ne se lave plus, n'entretient pas le linge de la maison. Elle est complètement écrasée par leur misère. Elle en arrive même à jeter les vêtements sales de la famille au lieu de les laver. C'est un geste de désespoir.

Le mari de Josette a honte de la situation, de son incapacité à élever le niveau de vie de sa famille. Lorsqu'il rentre le soir, les échanges de paroles avec sa femme ne sont pas doux. **Leur misère a provoqué comme une rupture dans leur amour.** Ils n'arrivent plus à se dire des phrases gentilles. Alors le mari de Josette sort le soir pour boire avec ses amis, au lieu de rester avec sa femme. Josette est triste de cette situation et n'accueille pas son mari aimablement. Un cercle vicieux de reproches et d'accusations s'est installé entre eux.

La famille de Josette vit à l'île Maurice, pays où la planification familiale naturelle est très bien organisée. Ce service est présent dans tous les centres de santé, centres qui ont pour rôle de rejoindre toute la population. Josette rencontre, dans le centre de santé proche de son domicile, une assistante sociale qui l'aide dans ses problèmes matériels. La famille dépend aussi des associations caritatives. L'assistante sociale lui a conseillé d'espacer les naissances pour l'instant, afin d'aider le couple à sortir de cette situation difficile de très grande précarité. C'est dans ce cadre-là que Josette a rencontré une éducatrice en planification familiale naturelle de l'Action familiale de l'île Maurice.

L'Action familiale de l'île Maurice existe depuis 1962. **Des éducatrices sont réparties sur tout le territoire, elles proposent aux couples un espacement des naissances par l'observation des signes de fertilité, en adaptant leur sexualité au rythme de leur fécondité**. Ces éducatrices ont été formées et ont obtenu un diplôme. Elles sont présentes dans les centres de santé, elles font également des visites à domicile.

Leur enseignement comprend la technique de planification familiale naturelle, il s'accompagne d'une « éducation aux valeurs familiales », ce qui en fait sa richesse. L'éducatrice abordera avec le couple, au cours de son enseignement, plusieurs points **qui ont trait à la relation du couple, au dialogue, à l'écoute mutuelle, au sens de la sexualité, au respect de l'autre, à la chasteté**.

Le couple a reçu la visite d'une éducatrice qui leur a enseigné le programme. Au bout de sept mois de suivi régulier, le couple est devenu autonome, il est alors capable d'appliquer la méthode avec efficacité sans l'aide de l'éducatrice. Pour cela, il a fallu que l'éducatrice rencontre Josette et son mari plusieurs fois, dans un premier temps toutes les semaines, puis les entretiens se sont espacés. L'éducatrice est venue régulièrement au domicile du couple, ce qui lui a permis d'adapter son enseignement à la réalité vécue par le couple.

Cet enseignement, qui englobe la totalité de la personne et du couple, a des effets bénéfiques pour chacun. Il leur redonne espoir.

Josette, par l'observation des signes de sa fertilité, découvre la beauté du fonctionnement de son corps. Elle en est émue et elle a repris confiance en elle. Cette observation l'a aidée à se reprendre en charge à différents niveaux, elle recommence à faire sa toilette, à se laver les cheveux. **Josette reprend goût à la vie, son estime d'elle-même se développe au fur et à mesure de l'observation de sa fertilité**, au fur et à mesure qu'elle saisit l'alternance des ovulations de son cycle.

Le mari de Josette remarque les changements chez sa femme et lui aussi reprend espoir. Il est lui aussi touché par la compréhension de leur fertilité et par la capacité de sa femme à reconnaître les périodes fertiles et non fertiles de son cycle. Cela lui développe non seulement un regard bienveillant sur elle, mais aussi une forme de bonheur à vivre avec sa femme les saisons de leur fertilité. **À travers leur fertilité, il admire sa femme**.

Ce dialogue sur leur fertilité et les unions intimes a eu un retentissement sur l'ensemble de leurs échanges. Chacun a été amené à considérer l'autre avec un autre regard, **chacun a pris de la valeur aux yeux de l'autre**, Josette est profondément touchée par la capacité de son mari à respecter le rythme de leurs unions en fonction de son cycle, lui est reconnaissant envers sa femme pour son observation. Il dit que cette connaissance augmente son plaisir d'être avec elle. Le mari de Josette a dit à l'éducatrice : « Avec toute cette formation [à la planification familiale naturelle], je vois maintenant ma femme avec mes yeux. » De son côté, Madame a témoigné : « Ma vie de couple a complètement changé ; avant, quand mon mari entrait dans la maison, je disais : "Enlève tes savates pour ne pas salir", et mon mari passait son temps à boire avec ses amis, il amenait l'argent, mais il n'avait pas sa place dans la famille. Maintenant, j'ai compris que je devais lui laisser sa place. Depuis, mon mari boit moins et nous passons des soirées ensemble. » En effet, l'apprentissage de la maîtrise de la sexualité permet à la femme de reconnaître la place de l'homme dans le couple. **Lorsque chacun comprend le sens de la relation sexuelle qui est dialogue d'amour et communion, l'amour du couple se construit**.

Chaque éducatrice du pays est supervisée par une personne dont le rôle est de revoir avec elle les différents dossiers et de l'aider à progresser dans son travail. La coordonnatrice a félicité l'éducatrice pour son excellent travail auprès de ce couple.

Un système de classement et d'analyse des dossiers est mis en place depuis de nombreuses années à l'Action familiale de l'île Maurice. Il permet d'assurer un travail de qualité sur l'ensemble du territoire. Actuellement, en 2014, 20 % de la population mauricienne utilisent la planification familiale naturelle pour sa régulation des naissances. Cette situation exceptionnelle dans le monde est possible grâce à un grand professionnalisme des cadres de l'Action familiale.

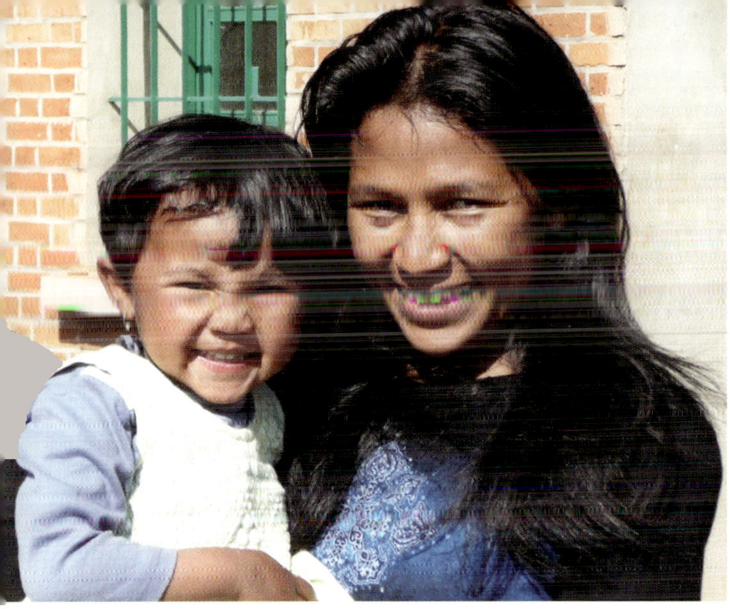

Bienfait pour le lien conjugal

UN AUTRE REGARD EST POSÉ SUR MON CONJOINT

Les témoignages sont éloquents à ce propos : revisiter leur intimité conjugale a été source de renouveau pour bien des couples !

Un grand changement dans le couple

Agathe et Florent (Rwanda)

Agathe et Florent vivent près de la capitale, dans un village accroché à une colline. Ils ont deux enfants. Ils ont de la chance, Florent a un travail stable. Depuis la naissance du deuxième enfant, Agathe ne travaille plus. Elle a abandonné son petit commerce de légumes pour s'occuper des enfants. Et depuis, l'entente du couple s'est abîmée. **Agathe est triste parce qu'elle ne se sent plus considérée comme avant la naissance du dernier**. Son mari ne la consulte plus pour les décisions qui concernent la famille. Ce qui ajoute à sa colère, c'est qu'il ne donne pas tout l'argent qu'il gagne, il en garde pour lui, même si parfois il n'y a pas assez pour les enfants, pour leurs repas ou leurs soins. Agathe s'est résignée, elle sait bien que c'est l'habitude dans leur ethnie, mais cela lui fait de la peine. Elle aimerait pouvoir donner son avis à son mari. Elle aimerait qu'il partage avec elle. Agathe a rencontré une éducatrice en planification familiale naturelle de son pays. L'association à laquelle appartient cette éducatrice est connue dans tout le pays, depuis plus de vingt ans, malgré une guerre qui a ravagé le pays il y a quelques années. Beaucoup de couples autour d'Agathe ont été formés par les éducatrices en planification familiale naturelle. Agathe se dit que, s'ils arrivent à espacer les grossesses, elle pourra reprendre son travail et son mari la considérera de nouveau.

Au bout de sept mois, Agathe et Florent maîtrisent la méthode, ils se sentent soutenus par l'éducatrice. Ils ont atteint leur but, ils sont capables d'espacer les naissances, Agathe a l'espoir de faire de nouveau un petit marché. **Ce choix de la méthode a eu des répercussions qu'ils n'attendaient pas !** Le dialogue engendré par la continence imposée par la méthode s'est étendu sur l'ensemble de leur vie ! Agathe se sent à nouveau considérée, valorisée, même si elle ne rapporte pas encore d'argent. **Tout se passe comme si le partage de leurs responsabilités face à leur fertilité rejaillissait sur l'ensemble de leur vie**.

Un regard positif sur son épouse

Jeanne (Rép. démocratique du Congo)

Jeanne habite près de l'église. Elle a frappé à la porte de la maison communautaire la nuit dernière. Elle a été bien accueillie. Il y a souvent des conflits à la maison et son mari la met alors dehors, sur le trottoir. Elle ne peut rien dire : dans le village de son mari, les femmes sont considérées « comme des esclaves ». Si Monsieur n'est pas content, il peut renvoyer sa femme pour un temps. C'est ce qui est arrivé à Jeanne cette nuit-là. À la maison communautaire de la paroisse vient souvent Aliette, éducatrice en planification familiale naturelle. C'est elle qui est choisie pour aller voir le mari de Jeanne et essayer de le ramener à la raison. « Comment peux-tu faire ça à une femme avec qui tu partages ton intimité ? » Aliette a l'habitude d'enseigner les valeurs familiales aux couples. Ce point sur l'intimité conjugale touche le mari de Jeanne. Aliette décide de leur parler de la planification familiale naturelle. Le mari découvre la place de sa femme dans la fertilité de leur couple. Un grand changement s'opère dans le couple. « Il a vraiment compris, dira plus tard Aliette, maintenant, il apporte l'eau de la douche à sa femme. » **Vivre la planification familiale naturelle entretient le regard positif de l'époux de Jeanne**.

NOUS AVONS TOUS DEUX UN RÔLE À JOUER

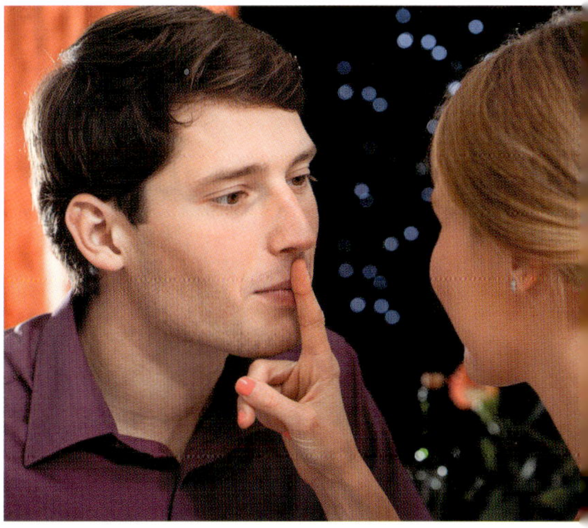

Trop souvent, les époux souffrent d'une relation déséquilibrée ! Ce sont des relations de dominant / dominé qui s'installent. L'un décide, l'autre subit ou simplement suit.

Je ne la désire plus... — *Pierre (France)*

« Elle a choisi de se faire poser un stérilet : elle domine ainsi sa fertilité. Je n'ai pas été mis au courant avant la consultation médicale. Depuis, je ne la désire plus et elle ne comprend pas ce qui m'arrive. Elle est tellement forte, tellement puissante ! J'aimais sa délicatesse, sa fragilité. Elle s'est durcie face aux épreuves de la vie, et je la comprends bien. Mais, lorsqu'elle a choisi de dominer sur notre fertilité, de peur de concevoir un enfant, ce fut le coup fatal pour moi : je suis presque devenu impuissant. »

Comment progresser vers un dialogue où les deux consentent, où les deux s'unissent à la réalisation d'un même projet ?
La planification familiale naturelle opère une « révolution » dans le couple, dans le sens où elle change l'angle de vue sur l'homme et la femme, sur leur sexualité et leur fertilité. L'observation des signes de fertilité et la maîtrise de soi en vue d'un projet commun fait grandir le couple ensemble, et non pas l'un au détriment de l'autre, ou l'un sans l'autre.

La planification familiale naturelle ne peut être mise en place, porter des fruits, que si elle s'inscrit dans un climat d'entraide, de soutien mutuel, de dialogue et de regard bienveillant, dans un climat d'amitié conjugale.

Apprendre ensemble — *Isabelle et José (Espagne)*

« Les avantages de l'utilisation des méthodes naturelles dans notre vie de couple ont été très nombreux et tout à fait considérables. Le premier d'entre eux est l'union. Dès le début, il s'est agi de quelque chose que nous avons partagé, une responsabilité conjointe. Ça n'a jamais été une question qui ne concernait que la femme dans le couple. Nous avons appris ensemble à faire des graphiques, il se chargeait toujours de noter la température, tandis que je me chargeais de la double vérification, afin de vérifier que tout était correct, etc. Il y a toujours un dialogue entre les deux, pour savoir dans quelle phase du cycle nous étions… »

Utile aux deux — *Esperanza (Espagne)*

« En apprenant le fonctionnement de mon corps, mon mari est presque devenu expert dans l'analyse de chacun de mes graphiques : pourquoi cette augmentation [de température] se produit, combien de temps il reste avant l'ovulation, quel est le moment "clé", etc. C'est particulièrement beau que les deux membres du couple partagent ces deux tâches. Même si les graphiques fournissent des données sur la femme, il s'agit d'informations utiles aux deux. Il ne s'agit pas d'information isolée sur l'un des membres, mais de quelque chose qui concerne l'unité du couple. Notre expérience nous a montré que, si la méthode n'est pas considérée ainsi, elle finit par perdre sa valeur et être abandonnée. »

Cela nous a aidés à nous parler — *Ana et Manuel (Chili)*

« Nous avons aimé cette méthode. Je trouve ça génial, parce qu'il vient avec moi, il regarde les fiches et participe. Je ne suis plus la seule concernée, maintenant lui aussi se sent concerné. Ça nous a aidés à nous parler. »

Changement dans ma vie — *Joan (Lettonie)*

« Après m'être familiarisée avec la planification familiale naturelle, plusieurs choses ont changé dans ma vie familiale. Dans mes relations avec mon mari se sont installés une réelle compréhension, un soutien et un engagement à l'aide mutuelle. »

LE LIEN CONJUGAL REPREND VIE

La planification familiale naturelle redonne vie à la relation conjugale qui s'est éteinte avec la misère.

L'histoire de Charlène, que nous allons vous raconter ici, le montre bien. Elle révèle la beauté du lien qui unit, la beauté de l'alliance. Le changement de comportement que choisit le couple utilisateur de la planification familiale naturelle (la maîtrise de sa sexualité) engendre le couple à lui-même, en tant que communion d'amour.

Des liens renforcés

Charlène (Rép. démocratique du Congo)

à la frontière du Rwanda et du Burundi, la précarité des populations est due aux rebellions incessantes. Les paysans ont quitté leurs terres, fuyant les bandes armées. Les familles vivent dans une insécurité constante et cela rend les membres du couple méfiants l'un par rapport à l'autre. Lorsqu'il y a une attaque, l'homme fuit en laissant sa femme. Les femmes vivent dans l'angoisse d'être abandonnées et d'être violées. « Ce n'est pas certain qu'il me protège », craignent-elles.

Dans cette région, la culture prévoit que, dans la chambre, l'homme dorme à côté de la porte pour protéger sa femme. Dans ces moments de guerre, les hommes disent à leur épouse : « Tu dors près de la porte, parce que tu as à donner. » En effet, si la femme est violée, l'homme a le temps de s'enfuir, elle reste en vie et l'homme aussi. Alors que, si l'homme ouvre la porte, il sera tué ! La femme devient le bouclier qui ralentit l'agresseur et donne le temps à son mari de s'enfuir. Charlène témoigne : « Le message de la planification familiale naturelle leur donne espoir, espoir de vivre et de se sentir non abandonnés. Lorsque nous [les éducateurs de la planification familiale naturelle] venons vers eux, ça leur donne espoir, ça les remet en couple. L'accompagnement de la planification familiale naturelle les met face à leurs responsabilités. » **Charlène et son mari sont comme des « catéchistes de l'intimité charnelle** ». Apprendre la planification familiale naturelle oblige le couple à comprendre sa fertilité. Chacun prend conscience de son rôle dans la venue des enfants, mais aussi de son rôle dans l'espacement de ces derniers. C'est ce qui fait dire à Charlène : « On rappelle à l'homme sa mission et on la lui rappelle constamment avec

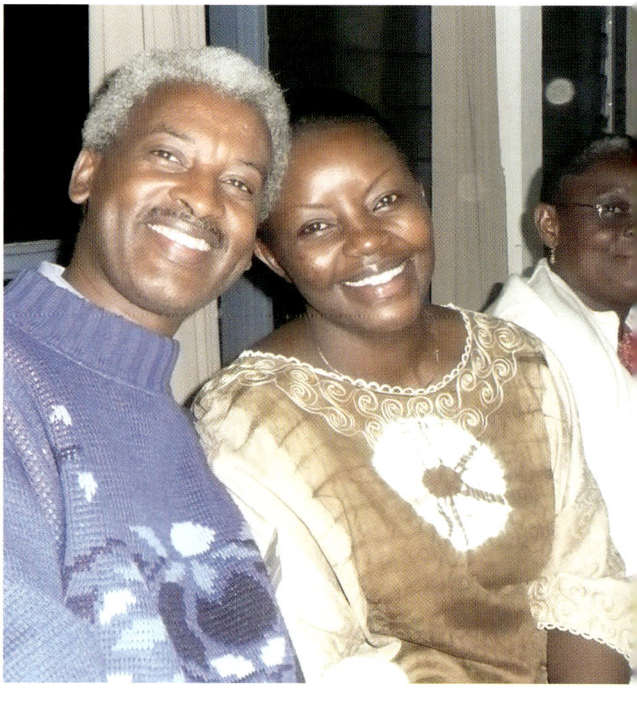

le cycle. » Avec la planification familiale naturelle, l'homme a quelque chose à faire : soutenir sa femme dans l'observation et respecter les rythmes de fertilité révélés par le cycle. Il n'est pas passif, mais actif face à la planification des naissances.

Il est nécessaire que chacun fasse sa part pour que le projet du couple, en termes d'accueil de la vie, se réalise. Le rôle de l'homme dans ce cas est très concret : « Il doit faire le secrétariat [c'est-à-dire noter les observations], car souvent ce sont les hommes qui savent écrire, ils peuvent donc tenir le graphique. » « **Cette collaboration renforce le lien avec la femme** », par ce geste simple posé chaque jour pour son couple, l'homme exprime à sa femme son attachement à leur fertilité, il prend conscience de la richesse qu'ils partagent et cela renforce son lien avec elle. « Certains disent que, grâce à ça [espacement], les enfants vont à l'école », complétera Charlène. « Ils n'ont plus peur d'une grossesse [non planifiée], alors leur vie va mieux. » « Avec la pilule, tu repars comme tu es venu, tu n'as rien dans ton cœur. » Lorsque la femme prend un contraceptif, l'homme ne se soucie de rien. Il peut même l'ignorer. Certains centres, qui dispensent la contraception, la prescrivent à l'insu du conjoint. L'homme est démis de sa responsabilité de géniteur, il repart comme il est venu ! Avec la planification familiale naturelle, le couple doit ajuster ses gestes à son projet d'enfant, l'homme garde sa place de personne pleinement responsable auprès de sa femme ; leur relation sexuelle reste un dialogue, un échange entre deux personnes, et non le soulagement d'une pulsion.

Devenir une seule chair — *José (Espagne)*

« Le fait de connaître, grâce aux signes cliniques, le fonctionnement et le développement du cycle de ma femme et d'être impliqués, elle et moi, dans cette connaissance est ***quelque chose qui, sans même que nous nous en rendions compte et à travers une tâche commune et courante, nous a unis en tant que personnes.*** *Dans notre cas, c'est le mari qui indique à sa femme qu'il est l'heure de prendre le thermomètre, puis il la note, c'est elle qui interprète la température. Tout cela réunit, de façon presque imperceptible, l'aspect "corporel / physiologique" du mari et de la femme, et contribue à ce que le couple devienne une seule chair. »*

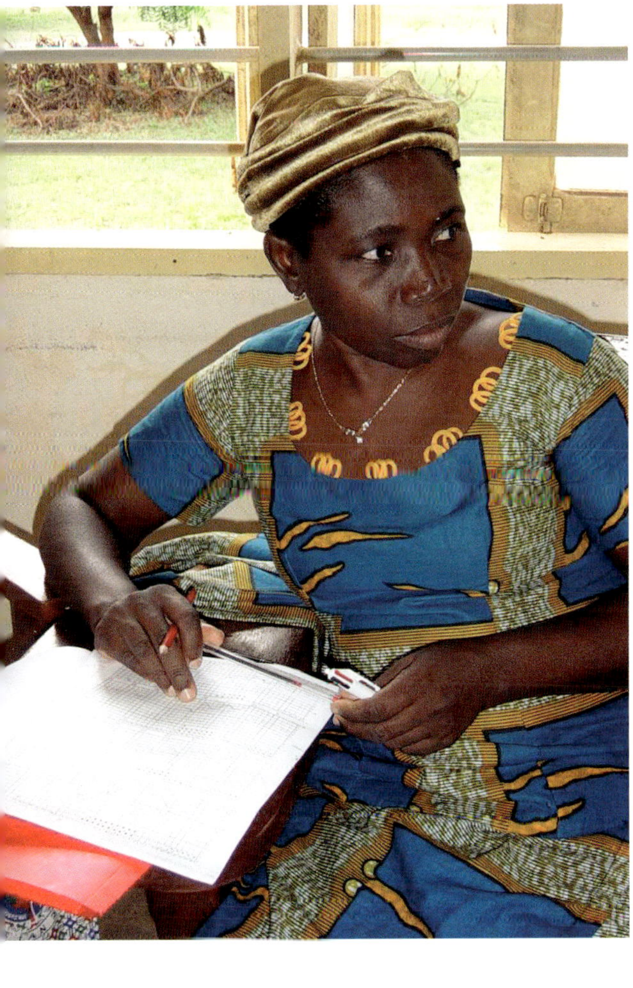

Place de la femme

Bernadette (Bénin)

Bernadette est éducatrice en planification familiale naturelle. Elle enseigne dans une région où traditionnellement toutes les décisions du foyer sont prises par les hommes. Les couples qu'elle suit en planification familiale naturelle sont majoritairement paysans ou artisans. Le milieu est pauvre. Bernadette, avec la planification familiale naturelle, leur apporte une certaine sérénité, ils apprennent à espacer les naissances, ainsi peuvent-ils faire des projets, comme agrandir leur habitation avant d'avoir la grossesse suivante. Bernadette remarque que plus le couple est pauvre, plus c'est l'homme qui décide de la grossesse suivante.

« Le dialogue provoqué par la mise en pratique de la planification familiale naturelle fait entrer la femme dans le dialogue de la conception de l'enfant suivant. Cette obligation de discussion sur la fertilité amène les couples à discuter sur tous les autres aspects de leur vie », a remarqué Bernadette.

LA PLANIFICATION FAMILIALE NATURELLE AIDE À TRAVERSER LES CRISES CONJUGALES

Dans les situations difficiles, le changement de regard provoqué par le vécu de la planification familiale naturelle va permettre de traverser les crises.

Cette méthode fait revenir le pardon
Léon et Clémentine (Burkina Faso)

Léon et Clémentine habitent Ouagadougou, la capitale de leur pays. Ils ont trois enfants et ont bien du mal à joindre les deux bouts. Ils ont quitté leur village natal à la naissance du deuxième enfant, espérant augmenter leur niveau de vie. Avec le peu d'argent que leur rapportait leur terre, ils ont pensé qu'ils n'arriveraient pas à financer l'école de leurs enfants en restant au village. Mais depuis leur arrivée en ville, plus rien ne va. Léon n'a pas de travail stable et Clémentine n'a personne pour l'aider dans ses tâches ménagères. Elle ne peut pas sortir pour chercher un emploi. L'amertume a gagné le foyer et les conflits sont fréquents. « C'est toi qui as voulu quitter le village, et maintenant nous n'avons plus de rien ! » ; « La famille est loin et personne ne m'aide ». Le troisième enfant est arrivé, augmentant encore l'état de précarité dans lequel la famille se trouve. Clémentine est en colère contre son mari. Depuis la naissance du troisième, elle se refuse à lui de peur d'une nouvelle grossesse. Alors il y a palabre entre eux très régulièrement, chacun accusant l'autre de la situation difficile dans laquelle ils vivent. La vie à la maison est devenue compliquée.

Clémentine a accouché dans un hôpital tenu par une congrégation catholique : les pères camilliens, fidèles à la parole du Magistère sur la régulation des naissances. À la maternité, Clémentine est allée à une réunion proposée aux mamans qui viennent d'accoucher. Louise, qui l'animait, leur a parlé de l'allaitement et de la fertilité. Elle a aussi présenté les méthodes naturelles de régulation des naissances.

Clémentine est triste et fatiguée des conflits constants avec son époux.Un jour, elle décide de retourner voir Louise qui lui avait dit : « Cette méthode fait revenir le pardon et l'harmonie. » Clémentine a aussi retenu qu'elle est gratuite. L'éducatrice a accepté de leur enseigner la planification familiale naturelle. Le suivi s'est étalé sur plusieurs mois.

Quelques mois plus tard, Léon et Clémentine ont dit à Louise : « Tout ce que vous nous avez appris nous aide à gérer notre problème. »

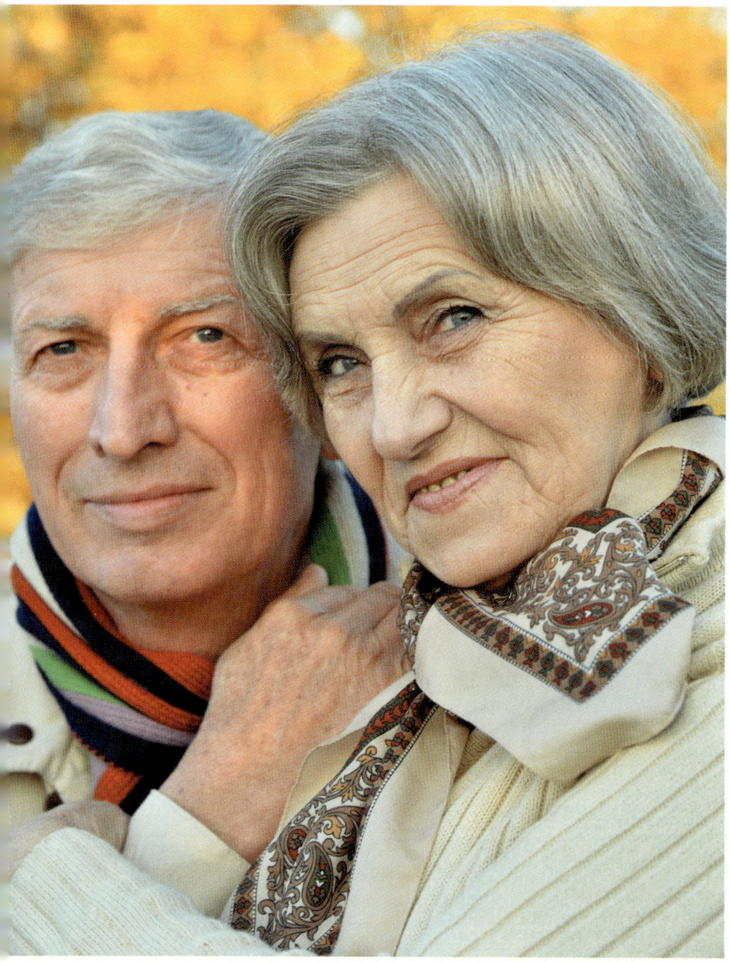

Nous sommes allés au plus profond de notre être — *Marie-Paule (France)*

« Nous avons utilisé la planification familiale naturelle depuis notre mariage. Je suis maintenant ménopausée, mon mari est atteint d'un cancer et vit les derniers instants de sa vie. Si nous n'avions pas utilisé les méthodes naturelles, nous ne vivrions pas cette grâce qui nous est donnée d'apprécier chaque jour qui passe avec une telle intensité. C'est parce que nous sommes allés au plus profond de notre être à travers la gestion de notre fertilité que nous vivons ces moments difficiles avec tant de sérénité. Je ne peux pas le raconter… qui me croirait ? »

GÉRER ENSEMBLE NOTRE POUVOIR DE TRANSMETTRE LA VIE

Il n'est pas spontané de parler de sexualité ou de régulation des naissances au sein du couple, soit à cause de la pudeur, soit parce que ces questions paraissent aller de soi. Notre sexualité est pourtant notre dialogue d'amour, charnel et spirituel. En dialoguant, au jour le jour, nous approfondissons notre amitié conjugale. Le partage des satisfactions et de la reconnaissance nourrit et enrichit la vie du couple.

Pour le couple qui utilise la planification familiale naturelle, la notation et l'interprétation des signes de fertilité sont l'occasion d'entraide et de connivence. Le dialogue se poursuit dans l'annonce des différentes périodes du cycle qui se succèdent et permet de choisir un comportement adapté. Le couple prend l'habitude de parler de ces sujets : désir ou absence de désir sexuel, désir ou absence de désir de transmettre la vie.
La continence fait apparaître un espace d'échange, composé de bienveillance et d'attention mutuelle pour ne pas fragiliser l'autre pendant cette période. Vécue dans cet esprit, la continence fait grandir l'unité du couple.

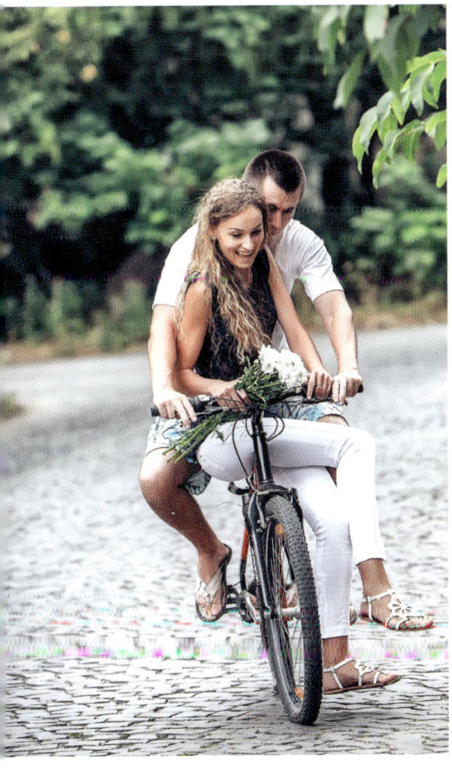

Devenir amis — *Nathalia (Russie)*

« Finalement, je voudrais dire que la planification familiale naturelle nous a fortement rapprochés, a fait de nous des amis, nous a donné de nouvelles idées et de nouveaux intérêts qui nous unissent encore plus fort et nous donne d'inoubliables moments de bonheur lorsque nous découvrons les secrets du monde créé par le Seigneur. »

Une vitalité à notre mariage — *Lorena (Équateur)*

« Après la naissance de notre enfant, nous avons choisi une méthode naturelle. Dieu nous a donné un corps qui parle. Lorsque j'ai été capable d'appliquer la méthode, cela a été facile pour nous. Les jours d'abstinence donnent plus de vitalité à notre mariage et nous estimons que ***chaque cycle est une nouvelle lune de miel****. »*

Un dialogue plus profond — *Robert (Tanzanie)*

« Depuis que nous avons commencé à pratiquer la planification familiale naturelle, nous avons un dialogue plus profond et nous ressentons plus d'amour. Notre aptitude à s'abstenir a augmenté progressivement et notre mariage en est renouvelé. »

Un amour patient — *Juan (Espagne)*

« En utilisant des méthodes naturelles, nous pouvons exprimer l'amour de différentes manières, pas seulement physiquement. Les manifestations de tendresse se font différemment pendant les jours d'abstinence, ***on développe un amour patient, respectueux****, on apprend à être tendre, à ne pas forcer l'autre lorsqu'on sait qu'il vaut mieux attendre quelques jours avant d'avoir une communication plus intime, on prépare les moments d'union intense avec joie, on vit ces jours spéciaux avec plus de gratitude et, par conséquent, l'intimité de nos relations de couple atteint une sorte de comble festif, à la fois spontané et joyeux, grâce à toutes les attentions amoureuses non égoïstes dont on fait preuve pendant ces jours de "jeûne". »*

Protégés de l'habitude — *Pierre (Belgique)*

« L'alternance de périodes d'abstinence et de relations sexuelles nous a protégés de l'habitude, la prétendue monotonie, dont on entend parler parfois. J'ose vraiment penser que cette attitude donne, à chaque fois, un nouvel oxygène à notre mariage, de sorte qu'aujourd'hui – après trente ans de mariage – nous pouvons témoigner que ***c'est tout sauf ennuyeux****. Cela reste une aventure et nous sommes encore amoureux ! »*

La planification familiale naturelle favorise généralement le dialogue, mais n'en garantit pas assurément la pérennité. Le couple doit constamment veiller à sa qualité. Le dialogue est en effet une des clés de l'harmonie du couple, et le dialogue des cœurs prépare le dialogue des corps.

AU-DELÀ DU DÉSIR SEXUEL, LA RENCONTRE DE L'AUTRE

La spontanéité du désir

Le couple qui utilise la planification familiale naturelle connaît des périodes où il ne peut pas laisser libre court à son désir sexuel. Cette absence de spontanéité peut sembler un obstacle. Mais dans la vie quotidienne, il n'est pas non plus si facile pour un couple d'être spontanément en phase au niveau des cœurs et des corps. Un certain temps de présence l'un à l'autre, de parole, de pardon parfois, est nécessaire.

Ce sentiment de frustration est dû à une coexistence difficile entre la pulsion sexuelle, le désir de procréation et la nécessité de limiter les naissances. Cette privation va à l'encontre des désirs immédiats. Lorsqu'elle est un choix libre, la privation volontaire de relation sexuelle est au service de l'amour du couple. On pourrait penser qu'elle peut le fragiliser. La question ne peut pas être éludée. C'est à chacun d'oser voir en face sa vulnérabilité, sa faiblesse, ses limites. C'est une richesse que d'en prendre conscience, car c'est l'occasion de grandir en humanité, quitte à se faire aider tant sur le plan humain pour se pencher sur les zones d'ombre de son histoire psychologique que sur le plan spirituel, sans dissocier les deux et sans les confondre.

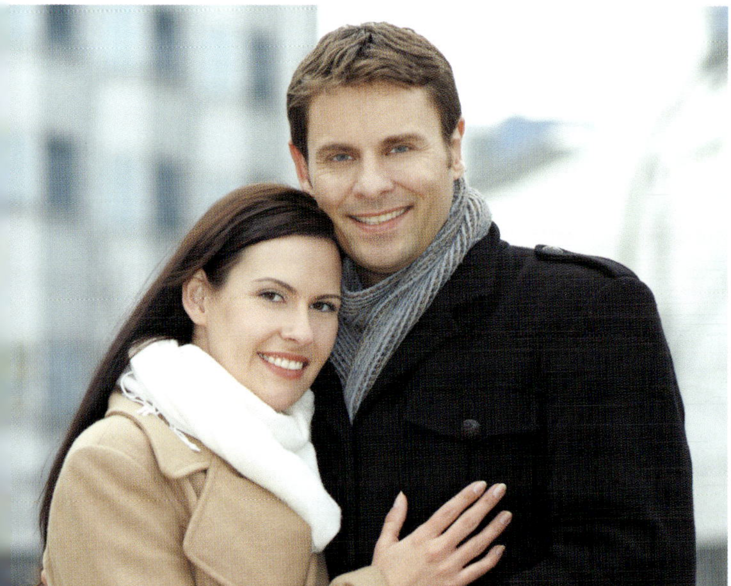

Constitutif de la personne — *Laetitia (France)*

« Tout d'abord, j'ai vécu une période de véritable révolte : il me semblait qu'"on" venait s'immiscer dans notre intimité pour casser toute spontanéité dans l'amour – quand on a envie, ce n'est jamais la bonne période du cycle –, sous prétexte d'une éducation à la maîtrise de soi… comme si l'être humain était une créature bestiale et assoiffée de sexe ! Puis, peu à peu, j'ai pris conscience que le cycle de la femme n'est pas un phénomène accessoire, mais quelque chose de constitutif de sa nature, tout comme le fait de manger ou dormir. »

Rencontrer l'autre — *José et Lareina (Espagne)*

« Ainsi [avec la planification familiale naturelle], l'acte conjugal ne devient pas un acte égoïste de recherche de soi-même, mais plutôt un acte par lequel on essaye de rencontrer l'autre. En tant que mari, je remarque qu'elle essaie de me faire plaisir. Nous nous retrouvons plongés dans un acte personnel à travers notre corps et exprimons un profond respect pour le corps de l'autre. ***La continence et notre souci de respecter la fertilité mettent une barrière au laisser-aller et au dénouement des instincts brutaux.*** *»*

Surmonter cet obstacle de non-spontanéité fortifie l'amour du couple et permet de revisiter ensemble le sens des gestes et de la sexualité.

Le couple réalise combien la vie sexuelle englobe bien plus que la relation sexuelle en elle-même, elle comprend toute une richesse d'être ensemble, de simples gestes de tendresse et d'actes bienfaisants pour la vie de l'autre.

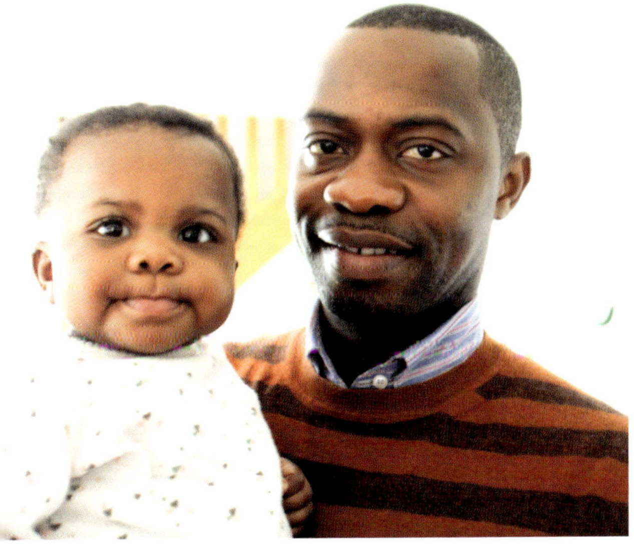

Une aide pour la vie — *Ricardo (Brésil)*

« Je peux témoigner de la manière dont la méthode d'ovulation Billings est importante pour notre mariage. Nous avons connu cette méthode quatre mois avant notre mariage. Nous l'avons étudiée et nous nous sommes préparés à la mettre en pratique dès le début de notre vie commune. Je reconnais que c'est un cadeau de Dieu.

« Je dis toujours à ma femme et à mes amis que je ne peux pas imaginer mon mariage sans la méthode d'ovulation Billings. Elle nous aide à vivre notre vie sexuelle de manière vraie, non égoïste ; elle nous apprend à être plus responsables, aimants, prévenants ; elle soutient notre spiritualité, notre dialogue, et m'aide sans doute à être un meilleur père et un meilleur époux. »

Le langage de la tendresse

La continence périodique concerne uniquement les relations sexuelles et non les autres gestes de tendresse. La continence n'est pas l'abstinence de toute expression de l'amour. L'affection peut se dire autrement. En ce sens, la continence se met au service de l'homme et de la femme en développant l'échange amoureux. La continence s'appuie sur la vertu de chasteté. La chasteté est une manière de vivre sa sexualité, dans le mariage comme dans le célibat. Elle consiste à accepter sa propre sexualité, masculinité ou féminité, pour en faire un chemin de rencontre de l'autre, accueilli dans sa richesse et sa différence, et reçu comme un don, sans le posséder ni l'asservir. Elle permet de vivre sa sexualité de manière humanisée et libérée.

Moments privilégiés — *Joseph (France)*

« La planification familiale naturelle nous a appris un dialogue, nos rencontres sont devenues des moments privilégiés où nous pouvions nous exprimer, dans un don enrichi de tous ces menus efforts de "dépossession de nous-mêmes", consentis au fil des jours par amour de l'autre. Les périodes d'abstinence nécessitées par l'indispensable espacement des naissances devenaient moins pénibles, parce qu'elles étaient moins "subies" et davantage acceptées comme la préparation à des "retrouvailles", que nous découvrions d'ailleurs chaque fois plus épanouissantes et plus riches de sens. Tout cela nous amenait à reconnaître que nous avions bien longtemps confondu ce dont notre amour avait envie avec ce dont il avait besoin !

*« **Car il avait besoin de ces temps de silence et de renoncement pour grandir**. Nous en faisions l'expérience en même temps que celle de l'équilibre croissant dont nos enfants devenaient les premiers bénéficiaires. Au plus profond de nous s'expriment notre corps et tout ce qui lui appartient : ses désirs, ses passions, celles des sens avant tout. Il est possible de faire en sorte que notre corps et nos sens trouvent la juste place qui leur revient dans notre être, aux côtés de notre raison et de notre volonté. Cela s'acquiert progressivement. Alors, **la maîtrise de soi, qui rend vraiment libre de se donner**, grandit de plus en plus. Elle est indispensable pour que l'homme soit pleinement homme. »*

Améliorer notre communication — *Angleterre*

« Pratiquer l'abstinence est nécessaire et, malgré les frustrations, elle est bénéfique pour notre couple. La planification familiale naturelle nous a permis d'améliorer considérablement notre connaissance de l'autre et, de ce fait, d'améliorer notre communication. Nous avons un objectif commun [utiliser la planification familiale naturelle] et faire des efforts pour y arriver nous a aussi rapprochés. »

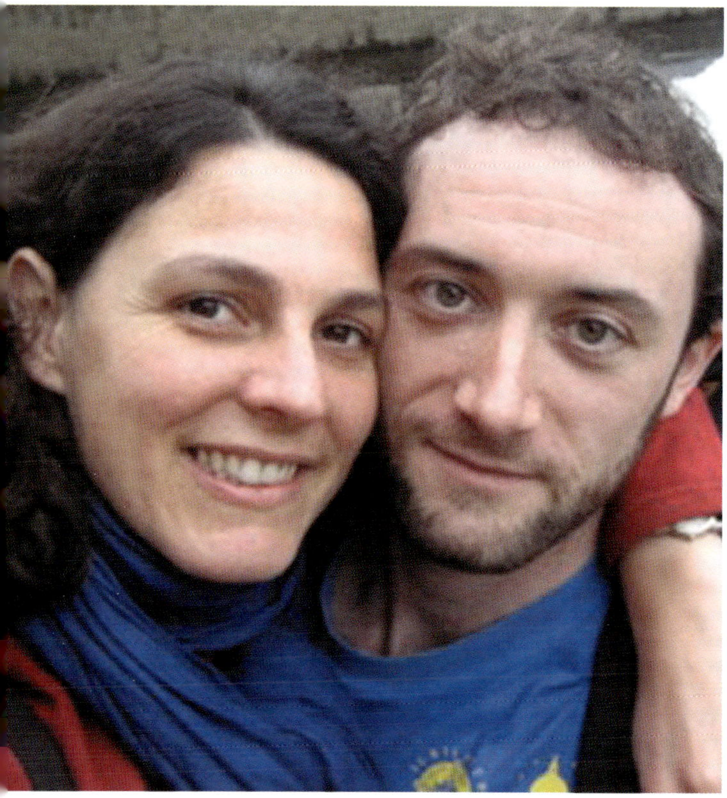

Beaucoup de tendresse — *Pierre (Belgique)*

« Notre conception de l'abstinence pendant la période fertile a fortement changé en cinq ans de mariage et est encore en évolution. Au début, je ne considérais cela que comme une limitation, mais, peu à peu, j'ai commencé à éprouver que l'abstinence peut devenir un chemin d'amour. On devient créatif et on traduit son amour de différentes façons. La période fertile peut évoluer vers un moment très spécial, plein de romance et beaucoup de tendresse. De cette façon, chacun attend avec impatience la période non fertile, qui est chaque fois particulière. »

Être inventif — *Laura (Espagne)*

« Tout cela [le vécu de la planification familiale naturelle] a supposé un effort conséquent de notre part, car nous avons dû nous abstenir les jours fertiles de mon cycle et trouver d'autres façons de nous aimer et de communiquer, par exemple en sortant faire une promenade, en sortant dîner, en regardant un film ou en sortant avec des amis proches. Tout cet effort a été récompensé. »

Le couple qui choisit d'adapter sa sexualité au rythme de sa fertilité est façonné jour après jour par ce choix. Les gestes qu'il pose presque quotidiennement, pour maintenir comme un trésor le sens de sa sexualité comme le Créateur l'a voulu dans son dessein bienveillant, vont petit à petit le transformer, avoir une influence sur lui et son attitude envers les autres membres de la famille et sur les autres situations vécues.

Les autres gestes de l'amour — *Sandra (France)*

« La continence nous a fait découvrir entre nous un espace où chacun est provoqué à d'autres gestes d'amour que la relation sexuelle. La particularité de cet espace est l'obligation à une infinie délicatesse, comparable à celle que nous avions lorsque nous nous sommes déclaré notre amour il y a 25 ans. Nous avions tellement peur de blesser l'autre, de ne pas être reçus. La limite de cet espace avec la relation sexuelle est très légère, comparable à un vol de papillons. Il nous faut cultiver notre tendresse pour l'autre et la respecter. »

Dans la durée, les contraintes de la continence et les raisons de la vivre vont petit à petit changer le regard du couple sur sa propre fertilité. Elles vont redonner à la fertilité une place centrale dans l'intimité de ce couple.

La fertilité de l'autre ne sera plus vécue comme un risque, mais comme une chance à accueillir.

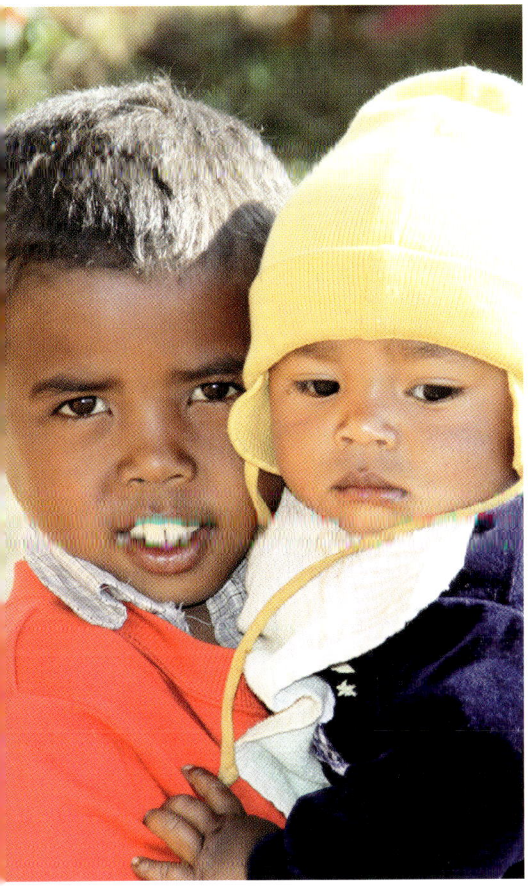

Et nous avons perdu notre bébé — *Noura (Malaisie)*

« Nous pratiquons la méthode depuis neuf ans. Pendant les premières années, nous doutions de la méthode et ne lui faisions pas pleinement confiance. Je l'avais apprise afin d'éviter une grossesse. Mais il y avait toujours cette lutte constante entre ma chair et mon esprit, entre ce que je souhaitais et ce que nous étions capables de faire. La peur d'être enceinte était toujours là. Même après avoir appris la méthode correctement, j'ai toujours été à maintes reprises tentée de choisir la contraception, en particulier la ligature des trompes, comme une "solution" à ma "fertilité-problème". En arrière-fond, toujours cette bataille entre ma foi et ma chair. J'ai eu une grossesse inattendue et tout a changé pour moi. Avec mon mari, nous utilisions, en plus de la planification familiale naturelle, une méthode de barrière[2] en raison de notre manque de confiance dans l'observation.

« Nous avons perdu notre bébé. J'ai eu le sentiment que le monde s'effondrait autour de moi ! Je n'avais jamais connu un tel désarroi. Puis j'ai réalisé que Dieu avait été près de nous à chaque instant. Alors toutes mes défenses se sont évanouies. C'est à ce moment que nous avons choisi d'utiliser la méthode dans son intégralité, c'est-à-dire en vivant la continence sans méthode de barrière. Ce petit bébé, que nous ne connaîtrons jamais, a été un tournant dans notre vie. Ce fut comme une conversion. La continence secondaire à la méthode, même si elle est une lutte parfois, nous a ouvert les yeux sur ***la bonté de notre fertilité*** *et de nos enfants. »*

2 Sont appelées méthodes de barrière les méthodes ponctuelles, comme les spermicides et les préservatifs.

FRAGILITÉ ET CHEMIN DE CROISSANCE

Les couples sont fragiles dans le domaine de la sexualité : chacun est souvent tenté de « prendre le corps de l'autre » pour soi, au lieu de vivre l'union intime conjugale comme une fête de leur amour, un moment de grande proximité, de grande amitié, de joie et de délicate attention à l'autre. Au milieu de leurs pauvretés et des réalités ordinaires, le choix de suivre l'appel de Dieu au sein de leur intimité charnelle est parfois difficile pour le couple qui ressent alors le découragement et est tenté d'abandonner. La reconnaissance de cette fragilité les mène pourtant sur un chemin qui transforme leur existence apparemment banale et imparfaite en un lieu de progression et d'accomplissement.

En utilisant la planification familiale naturelle, le couple ne fait pas l'économie de la reconnaissance de sa propre faiblesse. En effet, s'il la nie, il est tenté de choisir une technique contraceptive qui ne le met plus face à ses limites ; ce qui le fragilisait est gommé. Le contraceptif évacue alors la peur d'avoir à maîtriser sa vie sexuelle et les questions face à l'accueil de l'enfant.

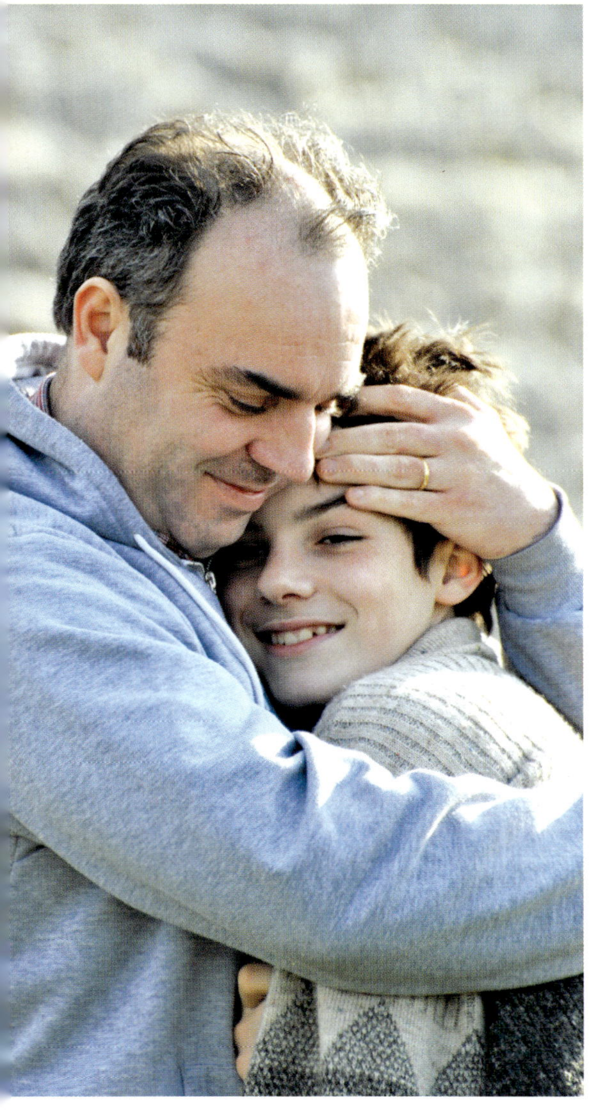

Face à notre faiblesse, trois attitudes sont possibles : la première serait de se laisser écraser par cette difficulté et ainsi se décourager ; la deuxième serait de la rendre insignifiante en la niant, avec le risque de se dévaloriser ; et la troisième est d'en prendre acte sereinement. La reconnaissance de notre faiblesse nous permet d'y faire face, de repartir, de poursuivre notre vie dans le sens que nous souhaitons lui donner. Si nous acceptons la situation générée par notre choix, avec courage et humilité, un chemin d'humanisation au service de notre amour s'ouvre devant nous. La continence périodique permet un déploiement plus grand de l'amour conjugal.

Le couple croyant demande à Dieu de lui donner l'intelligence et la force nécessaires pour vivre la continence périodique dans un esprit de joie et d'accueil de la vie quotidienne. La reconnaissance du besoin d'être aidé par Dieu jusque dans le concret de sa vie charnelle aide le couple à se mettre dans une attitude d'humilité et de dépendance vis-à-vis de son Amour.

Cette attitude d'humilité, d'abandon du désir de « toute-puissance », aura de multiples répercussions positives pour chacun. Elle est nécessaire à une vie en plénitude. Les moments de doute ou de difficulté sont des occasions pour exprimer à Dieu combien c'est de Lui que nous attendons la force pour Le suivre, sur la route de notre vie… et combien aussi nous nous appuyons sur sa miséricorde pour nous relever et avancer pas à pas, à notre mesure, sur ce chemin de croissance.

Ces hauts et ces bas terriblement déconcertants — *(France)*

« Lorsque nous réfléchissons au cheminement qui a été le nôtre durant vingt-deux ans de vie conjugale, nous sommes frappés de constater à quel point ces milliers d'événements que nous avons vécus au jour le jour, de façon décousue, souvent obscure, incompréhensible et douloureuse, se relient maintenant les uns aux autres, formant une histoire dont le déroulement et le sens nous apparaissent maintenant clairement.

« Ayant abordé la vie conjugale sans aucune préparation, nous n'allions pas tarder à rencontrer des difficultés. Difficultés de dialogue un peu masquées par les deux ou trois premières années d'euphorie charnelle que nous aurions volontiers baptisée, à ce moment-là, "harmonie", alors qu'elle n'était qu'une réaction instinctive. Nous nous sommes rapidement retrouvés à la tête d'une famille nombreuse, et réellement inquiets d'une telle fécondité. Contraints de réfléchir à cette question, dans un climat de tension et de fatigue qui n'arrangeait pas les choses, nous nous souvenons nous être sentis quelque peu bloqués et agressifs vis-à-vis de la parole de l'Église sur le sujet. Alors a commencé pour nous une période difficile pendant laquelle il nous semblait que notre amour était en péril, que la tension due à de longues périodes de privation risquait de compromettre notre équilibre, que l'Église ne comprenait rien aux difficultés. C'est à cette période que nous avons pris conscience de notre incapacité au dialogue, que l'euphorie du début avait en partie camouflée, d'où d'innombrables heurts dans tous les domaines.

« Nous savons maintenant que le Seigneur était présent dans toutes ces difficultés, alors que nous éprouvions au contraire une impression d'abandon de sa part. Il allait se servir de cette souffrance pour transformer notre foi, qui était beaucoup plus une fidélité à un code moral (surtout marquée par la préoccupation du permis et du défendu) que l'adhésion à une Personne vivante, nous appelant à découvrir son Amour. Il fallait que nous passions par cette période douloureuse, celle de nos refus et de nos limites dans le don charnel, pour commencer à devenir lucides sur nous-mêmes et à reconnaître tout ce qu'il y avait de recherche égoïste dans ce que nous pensions être un authentique amour. La lucidité comporte une acceptation de ce que l'on est réellement, acceptation qui prépare le consentement à ce que l'on se sent appelé à devenir. Cette lucidité a certainement marqué une étape décisive dans notre vie en nous faisant passer d'un état statique à un équilibre dynamique.

« Tout n'en devenait pas facile pour autant : la voie du dépassement est inconfortable, semée d'embûches aussi. Il est certainement tentant de se décourager ou de se croire arrivés parce que quelques efforts ont été couronnés de succès ! Et puis ces "hauts et bas" qui donnent l'impression que l'on piétine ou que l'on recule ! Tout cela était par moments terriblement déconcertant. Pourtant, à travers ce quotidien bien banal et bien médiocrement vécu, nous faisions une expérience : celle de ce "bonheur de progression" défini par Teilhard comme le "seul vrai". Nous nous apercevions que les efforts que nous faisions pour penser moins à nous-mêmes et plus à l'autre, dans les mille gestes qui tissent la vie quotidienne, nous rendaient plus détendus et plus heureux.

« Douze années ont passé. Nous avons persévéré dans notre effort pour toujours mieux nous aimer, et nous nous apercevons qu'en dépit des difficultés et des épreuves de notre route nous sommes de plus en plus unis et heureux. Cette joie nous a affermis dans la certitude que nous sommes sur la bonne voie, que cette voie nous achemine vers un au-delà où nous sommes sûrs qu'il continuera d'une façon qui nous paraît encore très mystérieuse, mais qui comblera nos aspirations. »

Bienfait pour vivre notre foi

LA SEXUALITÉ DU COUPLE A BESOIN D'ÊTRE ÉVANGÉLISÉE ET SANCTIFIÉE

Par la planification familiale naturelle, le couple découvre sa fertilité et par là même la beauté de la création. Ce nouveau regard l'éclaire alors sur l'attitude juste à adopter face à sa fertilité et donne pleinement aux époux leur place de ministres de la création et non de maîtres absolus.

Beauté de la création

Véronique et Julien (France)

Véronique et Julien sont des écologistes qui essaient de mettre en pratique tout ce qui peut préserver la planète et leur santé. Ils ne mangent que des aliments issus de la culture biologique, ils ne portent que des vêtements en coton. Toute leur vie est orientée par ce choix. En vertu de ce choix, ils ne veulent pas que Véronique absorbe des hormones. Ils ont trois enfants. Ils consultent donc une monitrice en planification familiale naturelle. Ils ont abandonné la religion depuis longtemps.

Ils sont émerveillés par l'enseignement sur la physiologie du corps humain et en particulier la capacité à concevoir un enfant. L'explication du développement de l'embryon les touche particulièrement. L'alternance des périodes fertiles de la femme, comme les saisons, est comme une révélation pour eux : « Comme tout ceci est bien fait ! C'est vraiment très beau ! », s'exclament-ils.

Au cours du suivi, ils décident de rencontrer une autre personne pour discuter de l'émotion que toute cette connaissance a provoquée chez eux. Ils choisissent un prêtre. Ils font alors une démarche de « recommençant à croire »

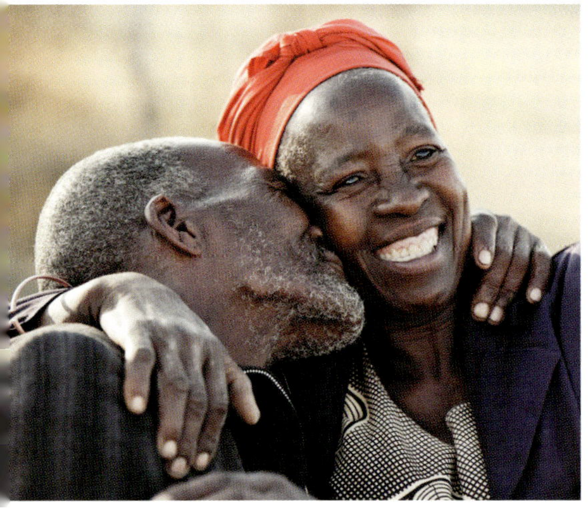

Une aide dans la foi — *Père Luc (Bénin)*

Le père Luc vit dans un quartier pauvre. Lorsque nous l'interrogeons sur la place de la planification familiale naturelle sur sa paroisse, il répond : « Dans la culture, ici, il n'y a pas de dialogue dans le couple. La planification familiale naturelle est maintenant installée sur mon diocèse. Comme le couple vit la continence avec la planification familiale naturelle, il est obligé d'avoir d'autres langages que la relation sexuelle. Alors ça favorise le dialogue. L'observation que doit faire la femme joue aussi, parce que, souvent, elle n'est pas allée à l'école. Alors elle est fière de savoir, elle est valorisée, donc elle est épanouie, son mari la regarde d'un autre œil. La planification familiale naturelle aide aussi le couple dans sa spiritualité ; quand on donne les enseignements, quand on montre la fécondation, tout ce que Dieu a fait à l'intérieur. La connaissance (l'explication de la biologie) leur dit : "Dieu a fait tout cela qu'on ne voit pas." ***Je veux remercier ceux qui se dévouent à cette cause. Celui qui est à moitié lettré a du mal à connaître Dieu et la connaissance de la planification familiale naturelle ajoute à sa foi. »***

Ce n'est pas une contraception autorisée — *Jane et David (Angleterre)*

« En tant que catholiques, la planification familiale naturelle est source de paix parce que nous savons que nous vivons notre vie de famille en harmonie avec le plan de Dieu, expliqué par l'enseignement de l'Église sur la sexualité humaine. La planification familiale naturelle n'est pas une "contraception autorisée", mais un moyen d'accueillir le cadeau de la fertilité que Dieu nous fait. La planification familiale naturelle est un moyen de se donner à l'autre, de l'aimer et d'être généreux. »

DIEU A CACHÉ UN TRÉSOR DANS L'UNION INTIME DES CONJOINTS

Dieu a uni, en tout, l'amour et la vie. Ce lien est au cœur de l'union intime. C'est un trésor qu'Il nous donne. Le couple qui veut suivre le Christ, dans toute sa vie, va se laisser éclairer sur l'appel que Dieu fait aux époux pour ce qui « se passe dans la chambre à coucher ». La « conversion » de notre intimité conjugale permet d'espérer qu'elle tende vers sa plénitude. Alors notre amour grandit et notre sexualité conjugale protège le trésor mystérieux que Dieu a préparé pour nous : l'articulation entre amour et transmission de la vie.

CHEMINER DE L'IMAGE VERS LA RESSEMBLANCE, REFLÉTER L'AMOUR DE DIEU

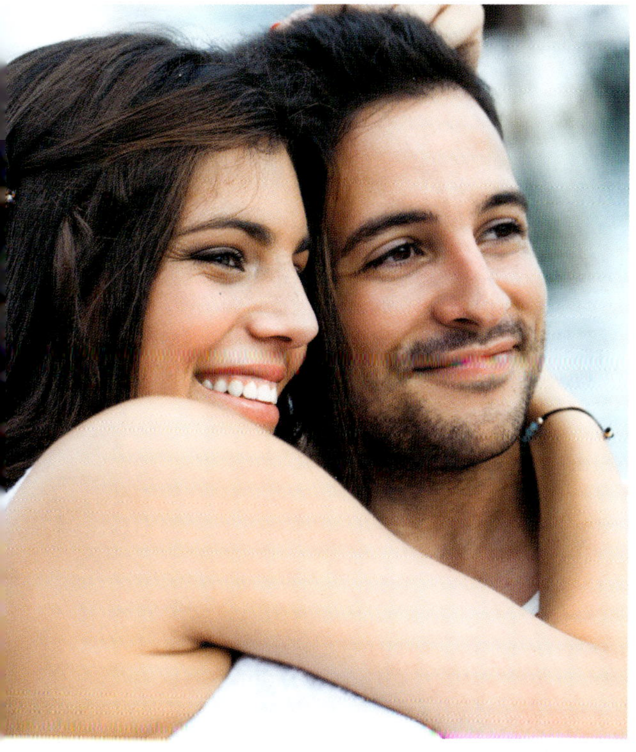

La planification familiale naturelle est comme une sentinelle qui montre au couple comment cheminer vers cette ressemblance avec Dieu.

L'union charnelle, geste par excellence des époux, est dialogue d'amour et de fécondité. Grâce à ces deux caractéristiques, elle donne à voir l'image de Dieu, Lui-même Amour et Créateur, que le couple a l'honneur d'être appelé à refléter. Pour le couple, l'image concerne chaque personne, mais également et surtout le lien qui unit le couple. Pour le couple, Dieu est proche et se donne à voir dans le conjoint, dans tous les gestes de la vie quotidienne qui concrétisent cet amour, dans le don de soi dont chacun est capable. Dieu nous dit quelque chose de Lui-même par le couple qui s'aime. Le couple qui s'aime nous laisse entrevoir qui est Dieu.

Un chemin de vie — *Albert et Guillemette (France)*

« Nous utilisons la planification familiale naturelle depuis douze ans. Au début, nous nous sommes résignés dans une attitude de soumission et d'obéissance à la loi de l'Église que nous trouvions très frustrante. Maintenant, comment ne pas être frappés de ce qu'en notre propre vie, c'est **le cheminement des pèlerins d'Emmaüs** *qui se renouvelle ? Comme eux, nous reconnaissons, chemin faisant et à mesure qu'Il se révèle à nous dans ce que nous vivons, Celui avec qui nous cheminions depuis si longtemps sans le savoir. Le reconnaître, c'est consentir en même temps à ce qu'Il se fasse Lui-même en nous et, à chaque instant, à cette force dont nous avons besoin pour passer, en chacun de nos actes, de l'attitude instinctive qui prend et garde pour soi à celle qui accueille et donne. »*

Ce lien de l'union et de la procréation

Docteur Jeanne (France)

Le docteur Jeanne connaît bien la planification familiale naturelle. Elle l'enseigne aux couples depuis très longtemps dans le centre de planification familiale du centre hospitalier universitaire de sa ville. Elle a suivi des centaines de couples. Parallèlement, elle a aussi prescrit la contraception hormonale aux femmes qui le souhaitaient. Elle remarque rapidement les différences qui caractérisent les deux populations qui la consultent. Une attitude plus confiante dans la vie qui est donnée caractérise les utilisateurs de la planification familiale naturelle. Le docteur Jeanne participe aux réunions de réflexion sur la planification familiale naturelle dans son pays. Cela l'encourage sur le choix qu'elle a fait. Il n'est pas facile d'enseigner la planification familiale naturelle, les soutiens sont quasi inexistants, les lieux de réflexion également. Elle décide de se former sur les aspects anthropologiques de la planification familiale naturelle. Au bout de quelques années, elle remet en question sa prescription de la pilule. « Que disons-nous à Dieu lorsque nous prescrivons la pilule ? », dit-elle lorsqu'on l'interroge sur son choix de ne plus la prescrire. « Nous lui disons que sa création n'est pas parfaite, que la fertilité qu'Il a placée dans la sexualité, avec un lien fort avec l'union des corps, n'est pas bonne, puisque nous l'évinçons par notre prescription. Dans la création, union et procréation sont intimement liées et, avec la contraception, nous détruisons ce lien. Or ce lien est à l'image de Dieu. Avec la contraception, nous flétrissons l'image de Dieu que le couple est appelé à refléter ! »

DE LA CONTINENCE À LA LOUANGE

Les actes que nous posons pour vivre la planification familiale naturelle sont de véritables jalons qui nous tournent vers Dieu.

La continence, difficile parfois, accompagne le couple dans sa relation avec Dieu. Le choix de respecter la fertilité telle qu'elle nous a été donnée est une manière d'accueillir le don de Dieu. Lorsque le couple apprend les signes de fertilité, il prend progressivement conscience du beau cadeau qui lui est fait à travers le conjoint, du cadeau que représentent ses enfants, de la beauté de sa fécondité. Il prend conscience que Dieu est là, tout proche de lui.

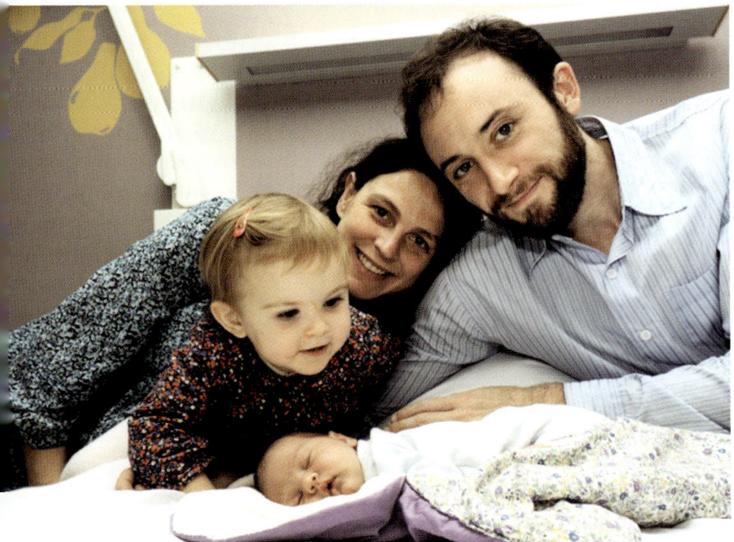

Le couple devra poser un certain nombre de gestes qui incarnent l'accueil de ce cadeau. Ces gestes sont par exemple l'observation et la compréhension des signes de fertilité, un changement de comportement en adéquation avec son projet, la maîtrise de son désir sexuel. Il fera certains efforts.

Alors la continence peut être comprise comme une attitude de reconnaissance vis-à-vis de Dieu. Elle prend la forme d'une louange.

La grille des signes de fertilité devient le point concret de la rencontre entre Dieu et le couple, c'est l'histoire, la partition que Dieu a écrite pour lui.

La planification familiale naturelle nous met en dialogue avec notre Créateur.

Témoignage Biélorussie — *Paul et Elena (Biélorussie)*

« Ce que la planification familiale naturelle a apporté à notre mariage ? Un sens de pureté devant Dieu dans le domaine des relations maritales, du calme. »

L'acte créateur de Dieu à la rencontre du couple

Pierre et Clémence (France)

Pierre et Clémence sont des jeunes fiancés. Ils ont suivi un cycle de préparation au mariage dans leur paroisse. Les méthodes de planification familiale naturelle leur ont été présentées et ils ont décidé de rencontrer un couple moniteur pour qu'il les aide à apprendre ce mode de régulation des naissances. À l'issue du premier entretien, Clémence commence à s'observer. Avec son fiancé, elle a choisi une méthode qui combine deux signes de fertilité, la glaire et la température. Lors du deuxième entretien, les observations notées ne permettent pas au couple moniteur de renseigner ces jeunes fiancés sur leur fertilité. Le fiancé, Pierre, est déçu. Clémence reconnaît qu'elle est d'un naturel négligeant. Le couple moniteur aborde cependant les autres points, comme l'amitié conjugale, en expliquant que le couple est appelé à vivre une amitié particulière qui leur permettra de prendre soin l'un de l'autre. L'entretien suivant, le graphique est mieux tenu. Le couple moniteur peut expliquer les alternances de fertilité du cycle de la jeune femme. Le jeune homme déclare alors à sa fiancée : « Je te suis reconnaissant d'avoir correctement noté tes signes de fertilité, nous pourrons voir l'histoire que Dieu a écrite pour notre couple. » Le jeune fiancé avait bien compris que le graphique nécessaire à l'application de la planification familiale naturelle est le lieu concret où l'acte créateur de Dieu rencontre le couple et sa liberté d'appeler à la vie un enfant.

Admirer — *Madame Van (Viêtnam)*

« Nous sommes heureux, reconnaissants et confiants dans la méthode Billings, dont les règles sont fiables. Je souhaite à toutes les femmes d'apprendre cette méthode pour connaître leur corps, admirer le Créateur et découvrir la méthode mise au point par les docteurs Billings. »

Ne pas chercher à mettre des barrières contre la vie — *Espagne*

« Nous vivons en couple depuis près de huit ans et avons toujours eu recours aux méthodes naturelles : elles font d'une certaine manière partie de notre style de vie, et en quelque sorte partie de notre relation. Au début, nous y avons eu recours parce que ma femme n'était pas en bonne santé. Il était donc préférable d'attendre avant d'avoir un bébé. Maintenant, les méthodes naturelles font partie de notre projet de vie commune, de notre profonde amitié, de notre façon de nous ouvrir au monde, de la façon dont nous avons décidé que, pour nous, il n'était plus temps d'être à nouveau parents, de notre façon de vivre notre relation comme époux et parents, et de la façon dont nous souhaitons éduquer nos enfants. Enfin, les méthodes naturelles nous aident à vivre notre vie de chrétiens. Nous ne croyons pas que Dieu nous demande d'avoir tous les enfants que nous pourrions physiquement avoir. Les méthodes naturelles nous aident à vivre une parentalité responsable, conforme à notre foi, ***sans chercher à créer des barrières contre la vie****. En résumé, avec l'aide des méthodes naturelles, nous sommes un couple heureux, avec trois enfants, et pourquoi pas plus si Dieu nous en donne les moyens, ou si ses "calculs" divins sont différents des nôtres. »*

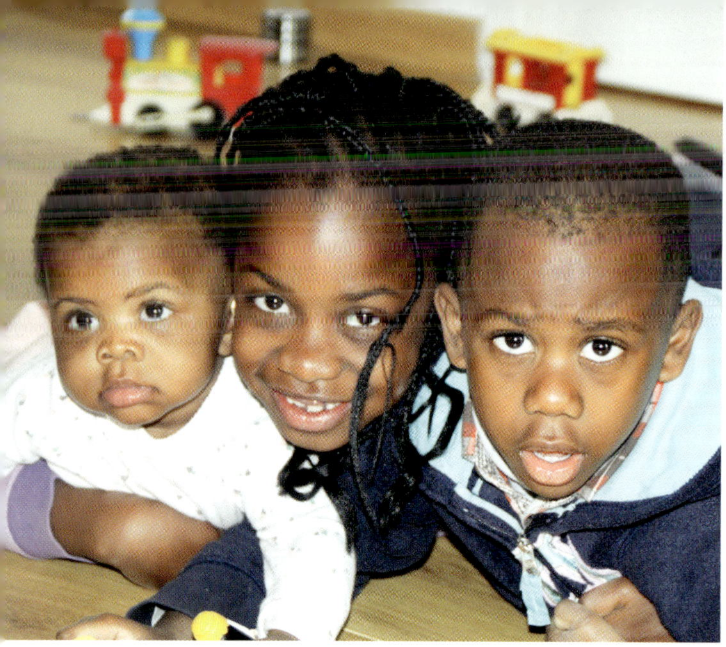

PASSER DU « JE » AU « NOUS »

Nous sommes appelés à faire une seule chair. En nous mariant, homme et femme, nous formons une nouvelle entité, une unité de deux personnes, une « unité duelle ». C'est une première réalisation de l'expression « faire une seule chair ». Passer du « je » au « nous » n'est pas chose aisée et souvent le couple doit remettre l'ouvrage sur le métier. Ainsi, « il devient ce qu'il est ».

Dans l'union charnelle, le couple fait, de façon plus particulière encore, une seule chair. En effet, l'union est le geste le plus intime du couple, où chacun se livre à l'autre totalement. Enfin, l'enfant qui naîtra de l'union du couple est, plus profondément encore, « une seule chair » issue de leur amour, il est l'amour du couple qui s'inscrit dans l'histoire.

« Allons plus loin : quand le Seigneur Jésus prie le Père pour que "tous soient un..., comme nous nous sommes un" (Jn 17,21-22), il ouvre des perspectives inaccessibles à la raison et il nous suggère qu'il y a une certaine ressemblance entre l'union des personnes divines et celle des fils de Dieu dans la vérité et dans l'amour[3]. »

Les enfants sont bienvenus — *Judith et Pierre (Biélorussie)*

« Nous sommes devenus "une seule chair" avec la planification familiale naturelle, comme "un seul corps"! Cette connaissance de la fertilité donne une confiance dans l'avenir. Elle a renforcé notre amour, notre fidélité l'un par rapport à l'autre. Nous voyons maintenant les enfants comme des "bienvenus" et non des parasites. De plus, cela nous apporte joie et satisfaction de ne pas nuire à l'organisme de ma femme. »

L'UNION INTIME EST SACRÉE

L'union charnelle, geste des époux par excellence, dialogue d'amour et de fécondité, participe à l'image de Dieu, Lui-même Amour et Créateur. En cela, l'union charnelle a un caractère sacré. « Le rôle de l'image est de refléter celui qui en est le modèle, de reproduire le prototype. L'homme devient image de Dieu moins au moment de la solitude qu'au moment de la communion. »

Dès le début, en effet, il est non seulement une image dans laquelle se reflète la solitude d'une Personne qui gouverne le monde, aussi, et essentiellement, l'image d'une mystérieuse communion divine de personnes[4] invisible, elle participe à la « sacramentalité » de la création. « Le corps, en effet, et seulement lui, est capable de rendre visible ce qui est invisible : le spirituel et le divin. Il a été créé pour transférer dans la réalité visible du monde le mystère caché en Dieu de toute éternité et en être ainsi le signe[5]. »

3 Concile Vatican II, *Gaudium et spes*, 24.
4 Jean-Paul II, Catéchèse 14 novembre 1979.
5 Jean-Paul II, Catéchèse, 20 février 1980.

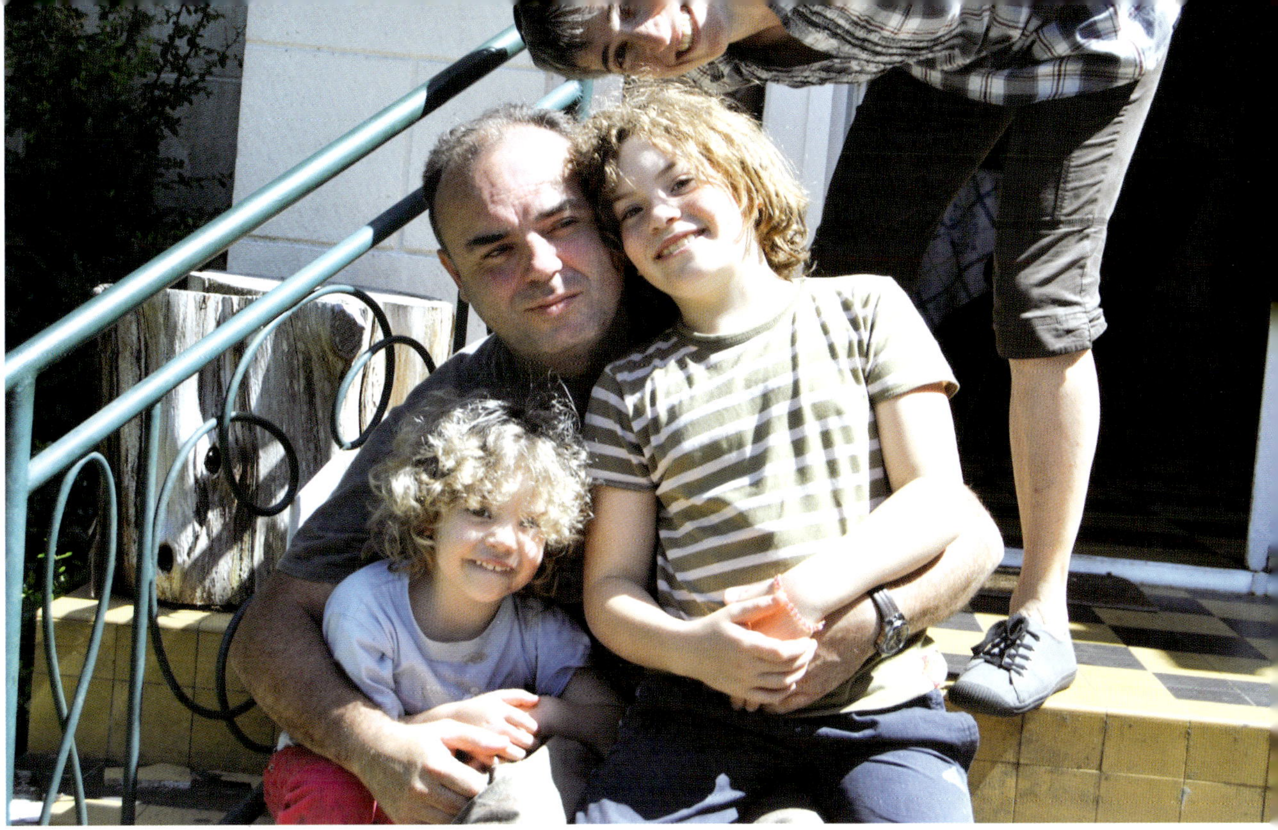

Bienfaits pour la famille

Les parents qui utilisent la planification familiale naturelle témoignent auprès de leurs enfants d'une soumission joyeuse à un Dieu créateur et d'une création bonne pour l'homme. Les parents témoignent également de la possibilité et de la bonté d'une sexualité maîtrisée. Cette chasteté ainsi vécue édifie les enfants

Encouragés à s'engager — *André et Clémence (Suisse)*

« Grâce à ce dialogue, nos enfants ont grandi dans un climat qui les a encouragés à se marier et à choisir le même chemin pour leur mariage. »

Frustrations et satisfactions — *John et Claire (Canada)*

« Nous sommes mariés depuis trente-six ans et nous avons appliqué une méthode sympto-thermique. Nous avons traversé toutes les étapes de la vie avec cette méthode, la fertilité réduite pour l'allaitement, ainsi que la préménopause. Il y a eu des frustrations, mais aussi beaucoup de satisfaction. Adopter cette attitude fut une grande bénédiction pour notre couple et nos enfants. Nos enfants sont mariés et utilisent aussi la planification familiale naturelle. »

Une écologie du mariage — *Vladislav et Karine (Biélorussie)*

« Et, le plus important, je crois aujourd'hui que mes enfants, mes petits-enfants, toute ma famille et tous ceux qui vont entendre parler de l'écologie du mariage vont changer leur vie aussi, en termes de santé physique et spirituelle. »

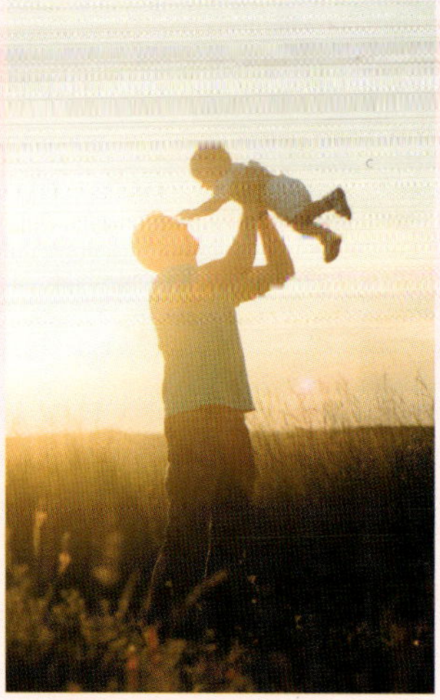

Conclusion

L'intimité conjugale est le cœur de la vie conjugale, elle est charnelle et spirituelle, elle est le lieu où se love l'amour du couple. Elle est éminemment privée et pourtant elle rejaillit sur la famille, sur son entourage. Dans l'intimité se font des choix qui vont structurer le couple, la famille et la société. Un de ces choix importants du couple est celui de la méthode de régulation des naissances utilisée pour agrandir ou non sa famille.

Les couples qui choisissent la planification familiale naturelle sont peu nombreux, même parmi les couples chrétiens.

La planification familiale naturelle, par son choix radical de ne pas dissocier union et procréation, guide le couple sur un chemin particulier. Le mode de vie nécessaire à son utilisation amène progressivement le couple à comprendre le dessein de Dieu sur leur amour. Ce mode de vie les éduque patiemment et leur fait vivre la communion d'amour qui transmet la vie, il les fait participer à la Vie divine. La planification familiale naturelle leur montre le chemin vers Dieu. Les époux perçoivent petit à petit mieux qui est Dieu. La planification familiale naturelle évangélise le couple et, en retour, le couple utilisateur, par son attitude vis-à-vis de la création, annonce l'Amour de Dieu, évangélise autour de lui.

À contre-courant des schémas actuels de la sexualité, la continence de la planification familiale naturelle se présente comme une manière d'exprimer sa reconnaissance envers Dieu, pour la beauté de la création et en particulier celle de la fertilité. Elle est une réponse au don de Dieu, elle peut être vécue comme une louange pour la beauté et la grandeur du lien qui unit amour et vie, alliance et filiation, fertilité et sexualité, union et procréation. Le couple utilisateur de la planification familiale naturelle dit quelque chose de Dieu au monde et dit quelque chose à Dieu en les utilisant, il garde au cœur le souvenir de ses merveilles.

L'intimité conjugale est objet et sujet d'évangélisation. La planification familiale naturelle permet au couple « de devenir ce qu'il est », elle est au service du couple en chemin vers Dieu, elle met la créature en dialogue avec son Créateur.

Ô Homme, qui es-tu pour disputer avec Dieu ?
L'œuvre va-t-elle dire à celui qui l'a modelée :
« Pourquoi m'as-tu faite ainsi ? »
Le potier n'est-il pas maître de son argile ? (Rm 9,20)

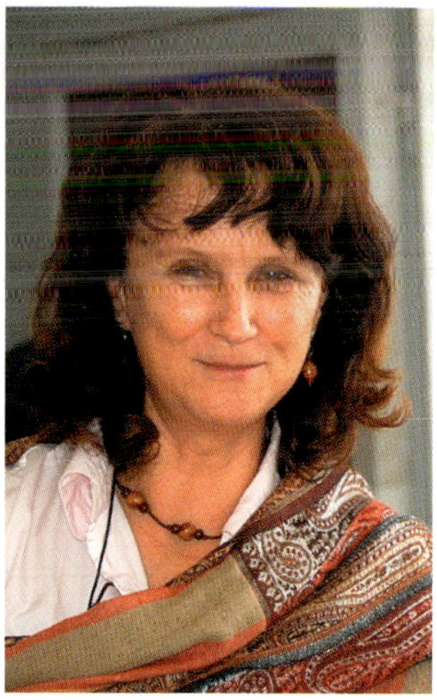

Un trésor pour le couple

Postface de Dany Sauvage,

ex-présidente de la Fédération africaine d'Action familiale

À travers le livre *Intimité, sexualité, fécondité*, nous sommes amenés à entreprendre un voyage sur tous les continents à la découverte d'un trésor. Un trésor caché aux mille et une facettes dont tout un chacun découvre petit à petit une partie. Ce trésor se trouve être le vécu de la sexualité, et en particulier les méthodes naturelles de régulation des naissances. Au départ, on comprend facilement que les méthodes naturelles sont bénéfiques à notre corps, elles sont écologiques, et puis on se rend compte qu'elles sont bénéfiques à notre relation de couple. Mais il y a encore plus à découvrir… cela touche notre relation à l'amour, notre relation à Dieu.

Cette découverte ne peut se faire qu'en se mettant en route, en se laissant accompagner, éclairer, en se débarrassant de nos peurs, de nos armures… pour rejoindre ce qu'il y a au plus profond de notre cœur et de notre corps ; cette grammaire de l'amour… inscrite en nous par le Créateur.

La conception de la personne humaine, le sens de la sexualité, de l'amour et, du mariage, et le don de la vie y sont intimement entremêlés. Ils forment les fondements mêmes des méthodes naturelles de régulation des naissances.

Nous sommes invités à nous placer sous le regard de Dieu et à entrer dans ce grand projet d'amour qu'Il a pour nous. « Qu'est-ce donc l'homme, pour que tu te souviennes de lui ? ou le fils de l'homme pour que tu te soucies de lui ? À peine le fis-tu moindre qu'un dieu, le couronnant de gloire et de splendeur : tu l'établis sur l'œuvre de tes mains, tout fut mis par toi sous ses pieds », nous dit le psalmiste (Ps 8,5-7). Qui est cet homme que Dieu poursuit de son regard d'amour, chez qui Il veut habiter, qu'Il invite à la noce et avec qui Il veut entrer en communion.

Créés à son image et à sa ressemblance, Dieu communion d'amour invite l'homme et la femme à vivre de son amour et à le recevoir dans leur amour. Dans le mariage, le couple s'engage à s'aimer en Dieu, en union au Christ. L'homme et la femme sont appelés à se donner l'un à l'autre par amour sur le modèle de l'amour du Christ pour son Église. La dimension spécifique de cet amour est l'amour « sponsal », l'amour qui se donne.

C'est à travers la dimension la plus profonde de leur être, le don et l'accueil que les couples entrent dans la communion conjugale et dans la communion à Dieu. Plus grand est le don et plus nous participons à notre nature divine. C'est dans le don et l'accueil que la personne humaine trouve son identité divine. Tout homme est appelé à se réaliser dans le don « sponsal » de lui-même.

Le don de soi implique le don dans la totalité de son être, unité corps et âme. Quel bonheur de ne pas être compartimenté et de vivre la grandeur de l'amour dans la totalité de notre être.

Jean-Paul II nous dit que c'est dans le corps que l'homme découvre l'appel à la communion et que l'acte sexuel est une expérience unique où le corps manifeste sa signification nuptiale. C'est à travers ce geste que se réalise la communion d'amour des personnes, dans laquelle nature et personne s'entremêlent de façon indissoluble[1]

Cet amour débouche sur la fécondité, sur le don de la vie.

La fertilité forme partie de la personne humaine ; enlever ou bloquer la fertilité ne respectent pas l'unité de la personne. Avec la contraception, la capacité de donner la vie est intentionnellement séparée de l'union, la relation sexuelle perd de sa signification de don intégral de soi.

Les méthodes naturelles de régulation de naissance permettent aux couples de vivre le don de soi à l'autre dans sa totalité, la capacité de donner la vie n'est pas éliminée. Cela permet au couple de vivre la grammaire et la vérité de l'amour voulu par le Créateur. Vivre le don de soi et l'accueil de l'autre est un long apprentissage et un chemin de croissance pour l'amour. Cela façonne notre ressemblance à Dieu.

En ne modifiant pas l'acte sexuel, le couple l'accueille tel qu'il est, comme un cadeau du Père pour leur amour. L'accueil d'un cadeau renforce la relation entre celui qui donne et celui qui reçoit.

L'accueil de la relation sexuelle comme un cadeau garde le couple branché sur l'amour de Dieu, unique source d'amour.

Contemplons cet acte d'amour où sont unis l'amour, le don total de soi et le don de la vie, cet acte d'amour qui donne vie au couple et fortifie leur union. L'acte conjugal représente d'une façon toute spéciale l'amour du Christ pour son Église, don d'où jaillit la vie renouvelée pour les hommes.

Nous voyons ici encore que nous sommes appelés à nous aimer de l'amour même de Dieu qui donne vie. Dieu a choisi de nous donner cette capacité de donner la vie dans l'amour. Cela forme aussi partie de notre identité divine.

Le couple en vivant les méthodes naturelles de régulation des naissances réalise que ce trésor avec toutes ces richesses est rattaché à ce lien entre l'amour et l'ouverture à la vie. Lien qui, restant uni, préserve la grandeur de la personne humaine, créée à l'image et à la ressemblance de Dieu, ennoblit le sens de la sexualité et de l'amour. Lien qui permet de se donner totalement et de se mettre en route pour devenir sanctuaire de vie et d'amour.

« Votre corps est le temple de l'Esprit saint…. Glorifiez donc Dieu dans votre corps et dans votre esprit, qui appartiennent à Dieu » (1Co 6,19-20).

1 Jean-Paul II, Catéchèse du 5 janvier 1983.

Table des matières

Crédits photographiques

Les clichés, publiés ici avec l'aimable autorisation des personnes photographiées, sont d'Isabelle Ecochard.

Sauf

En couverture : Fotolia.fr - © arthurhidden
Page 10 : Secrétariat de Mgr Melina
Pages 14 et 55 : © P. Michel
Page 18 : Fotolia.fr - © iceteaimagesf
Page 20 : © F. de Lassus
Page 24 : © J.-E. Henry
Pge 26 : Fotolia.fr - © ktsdesign
Pages 27, 78 et 84 : © C. Dognin
Page 36 : Fotolia.fr - © Syda Productions
Page 47 : Fotolia.fr - © Adam Gregor
Page 51 : © C. Briois
Pages 57, 80 et 87 : © Y. Gauthier
Page 59 : Fotolia.fr - © spotmatikphoto
Page 62 : Fotolia.fr - © Kalim
Page 68 : Fotolia.fr - © kriss75
Page 71 : Fotolia.fr - © Photographee.eu
Page 74 : Fotolia.fr - © aletia2011
Page 75 : Fotolia.fr - © liandstudio
Page 76 : Fotolia.fr - © Robert Kneschke
Page 82 : Fotolia.fr - © poco_bw
Page 83 : Fotolia.fr - © karelnoppe
Page 88 : Fotolia.fr - © SvetaYak

Maquette : Estelle et Yvan Gauthier

Achevé d'imprimer en avril 2015
sur les presses de l'imprimerie Pulsio
75018 Paris
Dépôt légal : avril 2015